ケアへのまなざし

神谷美恵子

みすず書房

ケアへのまなざし　目次

第一部

第二部

第一部

ひととしごと

サン＝テグジュペリは遺稿となった大作『城砦』の中で、「交換」échange という思想をしばしば述べている。人間は何かのしごとに打ち込んで、自分のすべてをそれに献げることによって、自分の生命をそれと交換するのだという。そのしごとが大工の作業であろうと、刺しゅうであろうと、何でもいい。ともかく我を忘れて努力をつみかさねるうちに、そこにその人間よりも永続的な価値のあるものが生まれ、その人間はやがて年老いて死ぬが、死ぬとき、「その両手は星で一杯なのだ」という詩的なことばが記されている。

私はこの思想が大好きで、何度もこの部厚い本を読みかえしてみる。しかしいくらこの美しさに魅せられても、自分自身でこの思想を生きるだけの力がないので、これはただいつも、理想の一つとしてあたまの上に輝きつづけているだけである。

ただ、私は私なりに、自分の貧しい「島のしごと」を通して、しごとというものの持つ意味を経験させられたように思う。自分がじっさいに経験でたしかめてみた考えしか、ひとは責任をもって語ることはできないのだろうから、その小さな範囲内でのことをここに記してみよう。

ひとは或るしごとに就くとき、主体的にこれをえらぶことも多かろう。私の「島のしごと」は主体的選択とさえ言えないのだが、とにもかくにも、十年以上も或るしごとをやっていると、その仕事は逆にそれをやる人間をつくり変えて行くものらしい。まず思わせられるのはそのことである。

私のしごととは大したものではない。昭和三十年代の前半から現在に至るまで、国立療養所長島愛生園でほそぼそと行なってきた精神科医療のことである。阪神間に家を持つ主婦として、どうしても島に住みこむわけには行かず、月に一回か二回、二泊、ときには四泊ぐらい島に滞在し、「しないよりはまし」かも知れないことをやってきたにすぎない。

これを始めた頃は精神病棟はまったく医療の対象となっていなかったようで、看護婦もよりつかず、らいに対しても精神病に対しても、何の治療も行なわれていなかった。園長の理解のもとにこの事態が改められ、厚生省も新しい、明るい精神病棟を建ててくれた。らいに対する治療も行なわれ、向精神薬も投与され、荒れ狂っていた患者たちは心身ともにみちがえるほどよくなり、人間らしくなった。いまでは完全に薬から離しても大丈夫な患者もいるし、一般舎に復帰している人もいる。こうしたよろこばしい変化をもたらした最大の力は、日々の生活指導と看護をしてくれた婦長以下現場の看護職員の努力であろう。この看護職員には男性も女性もいるのだが、看護というしごとには、この双方が必要なのだということを私はつくづく教えられたように思う。

らい患者の新発生は、いまの日本では極めて少ないから、精神病の新発生も少ない。ということは、私たちがだいたい同じ精神病者たちの経過を十年以上にわたって観察してきた、ということになる。十年前には野獣のようにしかみえなかった患者が、多少の「欠陥状態」を残しているにせよ、にこにこして他人とも心をかよわせ、おだやかな日々を送るようになった。その姿は純真で美しくさえある。どんなに絶望的にみえる精神病者にも、このような人間性回復の可能性のあることを、私は確信するようになった。これは「島のしごと」が与えてくれた大きな恩恵である。

しかし、しごとというものはまた、いやというほどこちらの弱点をあばき出すものだ。私は医師として知識や技能の足りないことはもちろん、何よりもまず人間として、島で精神科をやる資格のない者であることを痛感させられつづけてきた。

これはただ謙遜で言っているのではない。まったくだれの目にも、私ほどあそこで働くのにむいていない者はなかろう。自分の道化のような姿に気づき始めたのは、精神病棟以外に住んでいる一般の患者さんたちのために、いわゆる「外来」診療を始めるようになってからのことである。

外来にやってくる人たちのほとんどは精神病者ではなく、ノイローゼや精神身体疾患の人が多い。この人たちには投薬だけではだめで、精神病者の場合以上に、精神療法的アプローチが必要となる。

このアプローチの中には、無言の態度や表情もふくまれるが、何と言ってもことばにたよるところが大きい。私はまず標準語しか話せない、という点で失格者であった。そこへ行くと、私と交代で八年間余りも島へ通って下さった精神科医高橋幸彦先生は、ざっくばらんな大阪弁で話されるので、先生の気さくな性格とあいまって、患者との間に気易いラポール〔疎通性。医療者と患者の間に共感的なコミュニケーションが成立している状態〕をつくりやすかった。これは患者自身からきいたところだからまちがいない。

その上、私の生い立ちや背景は日本人としてはかなり都会的、西洋的な色彩が濃い。患者たちの大部分は中年以上で、農村の出身者である。らいというもののつくる心の世界を理解しようとするだけでも大へんなことだが、らい以前の彼らの世界を理解することも私には難題である。その上、この頃は沖縄からの患者がふえて、これまたちがった風土習慣を背景としている。

　自分の身につけているものを、できる限りかなぐり捨てて、心と心だけで彼らとぶつかること――これを志向するほかに道はなかった。同時に日本という風土に深くしみこんでいる土俗的な慣習や仏教的な考えかたなど、みな学ばなければならないことに気がついたのは、まだ最近のことである。上つらばかりの西欧的教養を身につけた「あたまでっかち」の都会的インテリというものは、いかにもひよわく、日本の辺境でほんとうの仕事はできないのではないか、とこの頃、このこっけいな道化医者は考えている。キリスト教が日本に土着困難なのも、こうしたところに原因があるのではなかろうか。そして私はいつも考えるのだが、どこのだれにでも通じ、通用する思想しかほんものではないのではないか、と。

　それから、いうまでもなく、最大で最も深刻な問題はらいという病気にまつわる多くの実存的な悩みである。一部の患者にみる極度の肢体不自由、顔貌その他の変形、感覚麻痺からくる身体図式の変容、らいの悪化の場合に生じる絶望感、家族および社会からの疎外――。その上この頃はガンで死に直面したひとなど、狭い意味での精神科をはみ出したケースに往診をたのまれたりする。

　こういう人たちに接するのに、どうしたらよいか。どういうことばを彼らに述べうるか。特定の宗教の伝道者と精神科医とは立場がちがう。もし患者がすでに何かの宗教や信念を持っているならば、それを尊重するのが一ばんいいと思う。そうでない場合には、まず相手の心の世界を知ることにつとめ、それに通じることばをみつけるべきなのであろう。そのことばは、何よりも人間の生と死と宇宙とを支える、超越的な力への信頼をもたらすきっかけとなるべきものでなくてはならないと思う。この信頼がなくては、人間はほんとうは一日たりとも安心して生きて行けないはずなのだ。

いずれにせよ、限界状況的なものに直面したときの人間の心情には、普遍的なものがあると思う。ただ、それを乗りこえるための手がかりとなることばは、決して出来あいのものでよいはずはなく、その時どきに、相手によって、ふさわしいものを探り求めなくてはならない。

いく人かの患者さんに関して、これを探り求めるという課題を、いつも島から背負って帰ってくる。そして次に島へ行くまでの間、何かにつけて考えつづける。そのためであろうか、いつも島から帰ってくるとしばらくの間は、ふつうの日常生活にすらっと適応できないような感じがつきまとう。つまり、家庭とか職業とか、健康とか能力とか、そうしたもののもろさ、はかなさが感じられてならないのだ。

その結果の一つだろうが、自分が道化であろうが何であろうがかまわないではないか、と思うようになった。人は何かにつまずいて、はじめてその障害物の所在を知る。私のしごとはそんなものにすぎなくてもいいではないか。高橋先生はもう昨年かぎり来られなくなったし、ともかく、どなたか代って下さるまで、体力のつづく限り、ほそぼそと「島のしごと」をつづけよう。こういう覚悟が昨今ようやく固まってきた。これもしごとがひとを作りかえた例の一つなのだろう。

（一九七一）

島の診療記録から

日本のらい療養所には、昭和三十二年まで精神科というものがなかった。らい患者における精神病の発生率は、一般人口と同じであるが、この精神病者たちにはらいに対する治療も、精神病に対する治療も行なわれず、双方とも最悪の状態のまま、医療の対象の外に置かれていた。

ふとしたことから長島愛生園の園長に頼まれて、精神科診療のため、定期的に島がよいをするようになってから、十二年になる。全く「しないよりはまし」程度の精神科診療にすぎないので、どうかフルタイムの精神科医が代って下さるように、といつも探している。

しかし、この十二年の間に、一人の有能な若い青年精神科医があらわれて、ここ六年間、私と交代で島へ行って下さるようになったし、立派な精神病棟を建ててもらうこともできたし、ここにいる精神病者たちに対しても、完全看護が行なわれるようになった。定期通勤のほかは電話連絡で何とか精神科がつづけられているのも、看護職員たちの熱心と、他の医官方のご協力による賜である。

精神病棟には愛生園のほか、光明園、大島青松園の精神病者をもあずかっている。しかし百床の予定が三十床に予算をけずられてしまったために、この「瀬戸内三園」のいずれにも、精神病棟に収容しきれない精神病者が、一般舎に住んでいる。それで私たちは三園を巡回診療したり、愛生園内でも、あちこち「往診」して歩くことになる。精神障害者は分裂病が多く、その他躁うつ病、非定型精神病、てんかん、精薄など、一般社会と変らない。また、らい患者の平均年齢は五十二歳になったので、老年性痴呆や老年性精神病もだんだん多くなってきた。しかし、薬物の発達のおかげで、昭和三十二年にみたような荒れ狂う精神病者は、めったに見られなくなり、老年性精神病でさえ、時折り、みごとに治って私たちを元気づけてくれる。精神科外来というものも、昭和三十五年頃から始めたが、少々繁昌しすぎるとはいえ、初期の徹底的無理解とくらべて精神科というものに対する理解と信頼が増したからだと思えばこれまたはりあいがある。ここへくる人たちは大ていノイローゼか、脳血管障害の患者である。

以上は、ふつうの精神科の範囲内のことであろう。ところが、らい園の精神科医に要求されるものは、この範囲を越えていることが少なくないような気がしてならない。この点を少し記させて頂けばあるいは、一般社会の方にも何らかのご参考になるのではないかと思うので、以下、最近の経験例を二、三述べてみたい。

第一例。まだ三十代の男性患者で、精神科的疾患は何もない。優れた詩を書く人で、詩人で、詩人らしい、敏感なところがある。らいのために眼をおかされ、眼科治療のために、病棟に「入室」した。失明寸前の彼に往診を乞われたとき、彼は次のように訴えた。

「ぼくの唯一の生きがいは詩を書くことなんです。盲になったら書けなくなる、死んだ方がましです」

独身の彼には、筆記してくれる人もない。それに詩想というものは、ヒョイ、ヒョイと思わぬときに浮かんでくるし、その時すぐ書きとめなくては流れ去ってしまう、と言う。彼は指もおかされていて、ふつうのテープ・レコーダーを操作することはできない、と言うので、新式のカセット式レコーダーをためしてもらった。約一ヵ月かかって、これを操作できるようになり、やがて数篇の詩が生まれた。それは大きなよろこびだった。この間、らいは進行し、完全失明となったうえ、体じゅうに「熱こぶ」が吹き出し、慢性腎炎も悪化して全身浮腫がきた。三月末、大部屋の彼によばれて行くと、彼の精神状態は、全く絶望と捨てばちに陥っていた。

「どうせもうぼくは治りっこないのだから医療も看護も要らない。どこか個室に放りこんで、放っておいて欲しい。思う存分詩を書いて死にたい」と言う。

身体は末期状態にある、と内科の主治医が言われるので、個室に移してもらうことはできた。しかし、療養所として医療や看護を行なわないわけにはいかない。そして身体医学的には、この人は絶対安静を守るべき状態にある。いったい私は彼の苦悩に対して何をなしうるか。いま彼に必要なのは、精神医学よりも、宗教や哲学や思想といった領域のものではなかったろうか。私は無力な一医師として今なお彼の前に立ちすくんでいる。

第二例。三月末、夜の十時頃、各病棟を回診していたら、外科病棟の婦長によびとめられた。ある患者が、たびたび呼吸困難の発作を起して困るので、みに来てくれ、と言う。彼の個室へ行くと、初めて会う患者で、五十をちょっと越えた男性であった。らいの結節が喉頭部にできて気管がふさがりそうになったため、昨年気管切開を受けた由。それ以来、気管に挿入されたカニューレで呼吸しているため、声が全く出ない。昭和十八年、初めて愛生園に行った時には、こういう状態の人は珍しくなかったが、戦後、らいによく効く薬が使われるようになってからは、ごくたまにしか出合わない。この人は幸い視力はたしかで、指も多少の欠損はあっても、鉛筆をにぎって、字をかくことができる。彼は筆談で、私は口で、小一時間ほど話し合った。

「私は精神科なんかに関係を持とうとは、全然思っていなかった。ただ私が知りたいのは、なぜ時々呼吸困難の発作がおこるか、ということです。その時、どんなに苦しいか、だれもわかってくれない。検査の結果、異常がない、といわれるだけだ。発作はいつも、室温が十五度以上になると、体がカァッとして起る。どうしてなのか。いつも寒暖計ばかり眺めている私は、もう廃人です。死にたくて、始終死ぬ方法を考えていますが、死ぬ体力もないのです」

達者な字で彼が訴えたことを要約すれば以上のようである。まだ早春なのに、室温を十五度以下に保つために、病室の窓は開け放たれ、すぐそこの暗い海からは肌さむい風が吹きこんでくる。やせおとろえ、眼をぎょろぎょろさせ、小きざみに体をふるわせている患者の姿には、鬼気せまるものがあった。私に何が言えるだろう。しかし、何か言わなくてはならない。彼は必死で答を求めている。

――不安発作の苦しさは、味わってみた人でないとわからないが、たしかに死ぬほどの苦しみにちがいない。どうしてそういう発作がおこるか。不安→感情の中枢の乱れ→自律神経中枢の失調、と心身医学は説明する。あなたの場合は気管切開後つねに窒息への恐怖を抱いてきたろうから、この症状のおこりかたは、当然かも知れない。自律神経中枢の失調がおこると、温度感覚にも異常がおこることが証明されている。従って、あなたの発作は必ずしも気温や室温とは関係ないのではないか。寒暖計は柱からはずしてしまったほうがよくはないか。そうでないと、これから夏にむかって、気温があがって行くのをみては、条件反射的に発作がおこるおそれもある。だいたい、不安発作で死ぬことはない。それは、今までの度々の発作で、あなたが死ななかったことで証明されている。発作がおこりはしないかと心配するより、おこってもいい、という位に考えること。そして、それよりも、幸い視力と、ものを書く力が残されているのだから、残存機能をフルに使って、心にあることを書きつづったらどうか。日記の形でも、和歌の形でも何でもよい。そうすれば医師も看護婦も、みなよろこんで読むから、あなたの心は皆に通じるようになる。この次、私がくるまで、私のためにも、たくさん書いておいてくださいよ――。

　こんなことを話しているうちに、患者の顔は次第に明るくなり、おちついてきた。どうかそうした状態がつづくように、そして今後面接を重ねて、このような人の心のもちかた、生きる道を共に探り求めて行きたいと祈りながら、真暗な海辺ぞいの道を、私は帰って行った。

　第三例。ある老人の自殺者。この人は肢体不自由もほとんどない六十代の男の人であった。多くの男性らい患者のように、この人も独身。彼は精神科を受診したことは一度もないので、生前の彼を私は知らない。この間、島へ行ったとき、夜海に身を投げて、朝、海辺に死体が横たわっていた。らい患者の自殺率は、戦後一般社会とさして変らなくなったのだがまだ時折り、こうしたことがある。

　自殺者の知人である患者たちの言によると、この人は「自分はもうこの世に用のない者だから」とさいきん言っていたという。彼の話をしながら、これら知人の一人はボソッと言った。

「まったく、俺たちにはすることがないんだからな」。すると次々に皆言う。

「何かすることが欲しいな」

「俺もそうだ」。みな五十代の人たち。

問題はこれなのだ、と私はまたしても思う。島の人たちは、国家の手で衣食住を保障され、小づかいも僅かながら支給されている。肢体不自由でない人の中には、内職や作業に精だす人もいるが、一、五〇〇人の入園者中、盲人は二〇〇名以上、大部分が肢体不自由で高齢。こういう状態で「何かすること」をみつけること、みつけさせることの、何と困難なことであるか。そして問題は単に「すること」だけの問題でもない。

以上の例は氷山の一角にすぎない。精神と肉体。その双方に病や苦悩を負っている人間の生き行くことのむつかしさ。私はこれにいつも圧倒されつづけてきた。しかも、考えてみれば、結局、以上は人間の姿を、つきつめた形であらわしているにすぎないのではなかろうか。心の健康ということを考えるとき、こうまでつきつめて考えなくてはならない問題が、人間存在の根底にあるのではなかろうか、それで私は何もできないくせに、何よりも「学ぶために」、「教えられるために」、島へかよっているらしい。

（一九六九）

自殺と人間の生きがい——臨床の場における自殺

精神科の医師というものは、いつでも自殺という問題の前に立たされている。これについてなにも系統的な研究をしたわけではないが、過去における経験例などに即して、多少考えるところを記してみる。看護にあたる方々をもふくめて医療者という立場で書いてみたい。

私の医師としてのスタートは、戦時中、東京大学医学部精神科医局で始まった。空襲が烈しくなるにつれて、精神障害者の治療にのみ専心することが許されなくなり、空襲の都度、トラックに満載されて被爆者たちが大学病院に運ばれてくるようになった。この人たちは各科に人数で配分されたから、私たちは彼らの診療に追われた。焼夷弾や火事による火傷をはじめ、水にとびこんで難をのがれたため、一晩中水びたしになって肺炎をおこした人も多かった。そのほか、肺結核、赤痢などさまざまの伝染病の人も、無差別に運びこまれて、ひとまず同じ病室に入れられる。収容後、「先生、水を一杯ください」と言ったまま、数分のうちに息をひきとる人もあった。さながら野戦病院のようであった。

食べるものもほとんどなく、たえず生命の危険にさらされていたあの頃を考えると、一見ふしぎに思われることがある。それは、患者さんたちのあいだにノイローゼがほとんどなく、自殺もきわめて少なかったことである。また看護婦さんたちも、年若いのに、故郷や身内の者をはなれて、あぶない東京にふみとどまり、懸命に働いていた。そのいきいきとした、けなげな姿にはげまされたからこそ、私もまた家が爆撃され、家族みなが疎開しても、ひとり精神病棟内の一室に住みこんで終戦を迎えたのであった。

社会的な非常事態のときは、自殺が少ないのはなぜであろうか。いろいろな説明がありうるであろう。考えつくことの一つは、こういうとき、人間はただ生きぬくために、あらん限りの力をふりしぼらなければならないから、自分で自分の生きる意味などを問うている余裕がないためではなかろうか。また、看護婦さんたちの場合には、使命感が大きくものを言ったのにちがいない。使命感は自殺防止の最大の力の一つであると信ずる。

昭和三十二年から愛生園へしげしげと行くようになって、ああいうところの患者さんたちの自殺の問題にぶつかるようになった。

まず統計をとってみたら、昭和二十三年から三十二年までの十年間に起こった自殺の数は、一年に一件（一万人あたりに換算すると五・八人）である。それ以前の十六年間における割合は一年に二・一件であったから、半分以下に減ったわけである。

このたび、この稿を書くにあたって、昭和三十二年から四十一年までのあいだの自殺をしらべてみたら、この十年間に九件あった。戦後園内患者数が減って来ていることを考えあわせると、患者人口にたいする比率はだいたい同じところであろう。

いずれにしても、戦後の患者自殺率が一般の日本人の場合とそれほどひどい差を示さなくなったのは、戦後になってから、らいの治療が飛躍的に進歩したこと、療養所内の生活が改善され、患者の人権がみとめられ、社会との交流がしだいにさかんになったことによって、患者に生きるよろこびと希望が感ぜられるようになったためにちがいない。

最近十年間に自殺した患者さんで、生前よく知っていた人は一例しかない。それは三十代の男性で、てんかんを持ち、宗教心の深い、好学心の強い人であった。患者への伝道は患者の手で、という考えから、数年前に愛生園に聖書学舎というものが創設されたが、その患者さんはこの学舎の第一期生として勉強を志した。ところが不幸にも、らいのほうが悪化して病室に臥す身となった。病室に学舎の級友たちが訪ねて来て、いろいろ新しい勉強の話などをすると、彼は落伍者としての悲哀におそわれ、生きる意味を見うしなったらしい。私はその死の数日前に彼と語り合い、希望を失わぬように、できる限りのことを話したつもりであったが、その数日後に窓から身を投げて死んでしまった。これは私の大きな負い目となった。いつまでも心に傷跡を残している。

自殺の心理は、死んでしまった人からはきけない。むしろ未遂者のほうがこの点で教えてくれるところが多い。愛生園での未遂例で印象に深く残っているのは、或るうつ病の患者さんである。うつ病に必発ともいえる絶望と罪悪感の時期がくると、いつでも死にたいと言っていたが、ある晩、とうとうシーツをこまかく切りさいて結びあわせ、長い紐をつくって窓の金具にかけ、縊死を試みてしまった。さいわい、床への距離が短かすぎたため、死に切れず、看護婦さんに助けられた。

この人はせん細な神経の持主で、身体はまったく不自由であったが、文学的才能があり、すぐれた俳句をつくって中央の句誌に投稿し、それがしばしば誌上に掲載された。それは彼にどれほどのよろこびと自尊心を与えたか知れない。

彼の病床を訪れるたびごとに彼の新作を読ませてもらい、写しとらせてもらうのを、私はたのしみにしていた。彼も見せるのをたのしみにしていたらしい。自分はこうして人様のお世話にばかりなっていて、生きている値打ちは全然ありません、と口ぐせのように言っていたが、それにもかかわらず、病窓から季節の移り変りを眺め、音や色や匂いを敏感に感じとり、それを句の形に表現するのに最大の生きがいを感じていたと思える。自殺未遂のあと、薬の作用も手伝ってまもなく精神的にすっかり立ち直った。「おさわがせしてすみません。でも私は生きていてよかったと思います」と言い、また句作に精進するようになった。数年後に死亡したが、それは身体的疾患のための自然死である。

大原健士郎氏の多くの未遂例の研究によれば、たいていの未遂者は「死なないでよかった」と言い、自殺企図を契機として新しい生きかたを採用するという。しかも多くの場合、外的条件が変ったのではなくて、企図者の心の持ちかたが変ったためであるという。

精神障害、ことに内因性精神病の場合の自殺には多少特異な点があるが、一般的に言って、自殺しようとする人は、自分にはもう生きている意味がないときめこんでいるのであろう。このように、自分の生きている意味などというものを意識的にせよ、無意識的にせよ、考えてみることができるのは、戦時下のような非常時より、むしろ考えるゆとりのある時代や境遇においてなのであると思われる。動物に自殺という現象が見られないらしいのは、動物がただ本能的に生きているからであろう。自殺とは考える能力を持ち、悩む能力を持つ人間に特有な現象であるといえよう。

つまり人間は、動物のように、ただ食べてねて生きている、というのは耐えられない。

平和な時代においてあまりの貧窮に追いつめられて自殺する人はただ食べるため、生きるためだけの苦労をしている生活に耐えられなくなるのではなかろうか。長年病床に臥す人が自殺を考えるのも、自分の病の不治を信じ、現在の生活を無意味に感じるからなのであろう。

こうみてくると、自殺をただいけないこととして、簡単に片づけ去ることはできない。むしろ、生きている以上は、人間らしく生きたい、つまり人間として自分の生活になにかの意味や内容を感じて生きたい、という生への積極的意欲と願望のうらがえされたものとして、自殺というものを見るべきなのではないか、と考えられてくる。したがって臨床の場にある者は、ただ患者の病気だけに目を奪われず、こういう人間性の根本的事実をつねに念頭において、患者という人間存在に接しなければならない。

それに、いつも思うことだが、患者と医療者は、同じ人間どうしとして、たがいに生きがいを与えあう間柄ではなかろうか。こちらの努力や苦心が実ってのことなのか、それとも自然治癒能力によってなのかは、はっきりしない場合もあるにせよ、ともかく、患者と苦しみをともにしたあと、患者が治ってゆく姿をみることができた場合、それは私たちの最大の生きがいといえる。また完全治癒が望めない場合でも、患者のほほえみ一つが、私たちにどんなによろこびと励ましを与えてくれることであろう。愛生園の盲人の中には、いつも心からのほほえみを浮べている人がいて、その人の顔をみるたびごとに、彼となにもことばを交さないでも、私は彼に生きがいを与えられている、とはっきりと感じる。同様に、困難なことではあるが、私たちのほほえみ一つ、動作一つ、ことば一つが患者に生きる支えを伝えるようなものであったら、と念じる。

というのは、一見、ささいに見えるこのような心のコミュニケイションによっても、人間は支えられるからである。たとえ自殺を思っていても、それによって、しばらくのあいだ、踏みとどまることもありうるからである。そしてまさに、この「踏みとどまる」ことが、自殺志願者にはなによりもむつかしい、しかももっともたいせつなことなのだ。踏みとどまっているだけでも時間は経つ。そして時間のふしぎな力は、癒しと変化を人間の心の世界にもたらす。自殺念慮に追いつめられて、心の視野が極端に狭くなっていた者の世界も、時間の推移とともにひらけて来て、外界をも内界をも、ちがった角度と範囲から見ることができるようになる。それは周囲からの説教や励ましのようなものになるよりも人間すべてに備わっている根本的な生命力の作用なのであろう。

その力が自然に展開されうるように、周囲の者は患者の人間全体を見まもり、できれば彼の持つ能力や可能性をひき出し、彼なりにその病床生活を充実させうるように持ってゆきたいものだ。たとえば、或る青年患者は自暴自棄に陥っていたが、ふとしたことからラジオの語学講座に興味をおぼえ、毎日少しずつでも新しく学ぶことに自己の生命の充実を感じるようになった。慢性患者にたいするさまざまの作業療法の重要性もここにあると思う。

私たちの精神病棟にいる聾啞の精薄児——といっても、もう立派な青年だが——は、前から絵を描くたのしみを持っていたが、この頃は同じ病棟内の盲人患者のために溲瓶《しびん》を運ぶ仕事をおぼえ、盲人が尿意を訴えるたびに、ふしぎにそれを感じとって、嬉々として尿器を持って行く。自分がなにかのため、だれかのために役に立っている、という意識は、このような人にも大きな生きがいなのだろう、と思わずにはいられない光景である。

この「役に立つ」ということはどういうことなのか、これもよく考えてみなくてはならない。慢性病の患者はたいてい、自分は穀つぶしにすぎないとか、人の世話にばかりなって生きているのは意味がないとかいって、生きる意欲をうしなう。しかし経済的・身体的自立のみが人間の存在意義のすべてなのかどうか、これは、なるべく視野を広くして、よく考えてみなくてはならない重大問題である。右記のような患者の悩みをともにし、ともに考えうるためには、医療者側に、単なる医療技術以上の、人間としての修練と思索とが、たえず要請されているのではなかろうか。

（一九六七）

生きがいについて――生きているねうち（看護学生への講演）

この頃はどうも生きがいということばがむやみやたらに使われすぎているような気がします。新聞や雑誌や本などで、このことばにお目にかからない日はないくらいになってしまいました。どうしてこうなったのでしょう。

生きがいが奪われると

私が考えてみたところでは、自分には生きがいがあるかどうか、とか、生きがいとは何か、などと人が考えるのは、青年期にいろいろな人生問題を悩むときか、またはすっかり年とって心身ともにおとろえ、自分でも生きているのがつらくなり、他人にも迷惑でないか、さりとて、どうしたらいいか、などと悩むときが多いような気がします。そうでなければ、人生の途上、何かたいへんつらい目にあったりして、生きて行く望みを失ったときに、ああ、もう自分は生きがいがない、などと思い悩むものだろうと思います。つまり、生きがいということばが、ふつうの人の頭に浮かびあがってくるのは、まさに生きがいを奪われそうになったり、ある生きがいが失われたりしたときなのだろうと考えられるのです。

してみると、今の世の中で生きがい論がこんなにさかんなのは、みんながみんな青年や老人になったからではなく、何か生きがいが奪われそうになっている状況があるからなのでしょう。先日、私はある新聞社からたのまれて、三十代の主婦十人、四十代の主婦十人、合計二十人の女性に対して、生きがいについてのアンケートをしてみてくれとたのまれました。過去について、生きがいを感じたのはどういうときですか、現在生きがいがありますか、未来の生きがいをどう考えますか、というような質問を十問こしらえてたずねてみました。その結果おどろいたことには、二十人のうち十人までが、現在生きがいがないと答えているのです。過去の生きがいとしては、八人の人が子どもを生んだときのことを記していて、これが最高でした。子どもを生んで育てることは、たしかにある年月の間、一ばん大きな生きがいだ。だけれど、今はもう子どもたちも大きくなってしまって、自分の手を必要としなくなっている。なかには子どもが大学生になって、精神的に親から遠くはなれ、親を批判ばかりしている。そして自分は時間も、お金も、自由もたくさんあるのだが、それを何に使ってよいかわからない。まったく生きがいがない毎日だ、となげいている回答もありました。

生きがいと生きているねうち

皆さんは、まだごく若く、しかも看護婦さんという専門職をめざして一生懸命修業中なのですから、右にのべた主婦の悩みなど、カンケイないと思うことでしょう。たとえ将来、結婚して主婦となっても、三十代や四十代で、こんな悩みを悩まないですむことでしょう。それはぜひそうあってほしいと私も願います。

しかし、現代の日本で生きがいがこんなに問題になっているのはなぜか、ということはやはり理解しておく必要があるでしょう。皆さんも日本人のひとりとして、この問題について考えさせられることがきっとあると思います。それではここではこのことばの意味をもういちどはじめからしらべてみて、どのような心の持ちかたや生きかたが生きがいに通じるかを考えてみたいと思います。

そもそも生きがいということばの意味は何でしょうか。辞書をひいてみると、〝生きているだけのねうち〟とか〝生きている幸福・利益〟などと書いてあります。この二つの定義がならべてあるところをみると、この二つはたがいに無関係ではなく、幸福とか利益とかいっても、それは〝ああ生きていてよかったなァ〟〝生きているだけのことがあったなァ〟と感じるよろこびの心を内容としているものだろうと思われてきます。ですから生きているだけのねうちといっても、それは自分で自分に向かってみとめるものであって、他人がみとめるものとは限らないといえましょう。

ここが生きがいについてのたいせつなところだと思います。万人がうらやむような高い地位にのぼっても、ありあまる富を所有しても、スター的存在になれるほどの美貌や才能を持っても、本人の心の中で生きるよろこびが感じられなければ、生きがいを持っているとはいえないわけです。現に私は、右に言ったような、はれやかなものを全部持っていながら、生きがいがなくて、ノイローゼになった患者さんを何年かにわたって診療したことがあります。ときどき、他人の注目のまとになりたいという欲求の強い人がありますけれども、これもまた、たとえみたされても、〝他人の注目〟というものはまことにたよりにならない、変わりやすいもので、この上に立った生きがいも長つづきがしないようです。

こうみてくると、生きがいある生涯を送るためには、何かしら生きがいを感じやすい心を育て、生きがいの感じられるような生きかたをする必要があるのではないか、と思われてきます。もちろん、人間の心はたえず生きがいを感じるようにはできていないので、一生のうち何べんか、〝ああ、生きていてよかったなァ〟と感じられるような瞬間があればありがたいとすべきでしょう。たえず生きがいを感じて喜んでいるというのは、むしろふつうでないのではないかと考えられます。

さて、こういうことを承知のうえで、生きがいを感じやすい心とはどんな心かと考えてみますと、それは結局、感受性のこまやかな、謙虚な心、何よりも、〝感謝を知る心〟だろうと思われます。欲深い、勝気な心の正反対です。感謝を知るというのは、何か特に他人が自分によくしてくれた場合だけでなく、自分の生というものを深くみつめて、どれだけの要素がかさなりあって自分の存在が可能になったのかを思い、大自然にむかい、ありがとう、と思うことをいっているのです。不幸な境遇にある人にそれを求めるのは無理ではないか、と思う方もあるでしょう。けれども私は、慢性の厄介な病気にかかり、一生家族と別れて暮らさなければならない人や、目の不自由な人などにも、こういう人のあることを知っています。私は宗教の形式はあまり好きではありませんが、真の宗教心、かたちにとらわれない宗教心とは、こうしたものではないかと思っています。皆さんもこういう自由な、本質的な宗教心というものについて少し考えてみて下さい。それは人間の心が持っている、最もたいせつなはたらきだと思うのです。

看護に約束される生きがい

次に、生きがいが感じられるような生きかたとはどんなものかを考えてみましょう。生きがいとは〝生きているだけのねうち〟ということでしたが、この〝ねうち〟が、自分にもっともはっきり感じられるときのひとつは、自分の存在が何かのために、だれかのために必要とされていると自覚されるときでしょう。それも、ただ飾りのようなぐあいに必要とされるのではなく、他人では代用できない任務や責任を負った者として必要とされるときに、一ばん強く意識されるでしょう。

皆さんは看護婦さんという、他人からもっとも〝必要とされる〟職業をえらびました。この仕事はけっして楽なものではないし、看護婦さんの身分については、行政の面からも、まだまだ改善されなくてはならないことが、あまりにも多いと思います。けれども、多くの困難や努力を代償にしても惜しくないだけの生きがいが、皆さんの行くてには約束されています。お金や暇をもてあましている人たちの〝生きがい喪失〟状態や〝生きがいノイローゼ〟に皆さんはかからないですむことでしょう。

それでも、ただ看護婦さんになる、ということだけで一生の生きがいが保証されるわけではないことにも注意しなくてはなりません。ただ技術や知識を身につければ、一応職場で役には立つでしょう。けれども、一緒に働く医師や看護婦さんたち、それから何よりも患者さんたちに、人間として、ほんとうにたよりになる、なくてはならない存在になる必要があります。それには、まず他人から生きがいを与えられるのを待つのではなく、自分から他人に生きがいを与えることが必要でしょう。私は何も無理をして、肩をいからして、生きがいを与えてあげようと意識的に努力することをすすめているのではありません。前に言ったような心のもちかたをしていれば、その心から自然に生きがいが他人の心へと流れて行くものです。たとえば、私はここ二十年以上みてきた患者さんのなかに、らいで結核で精薄で聾唖という青年を知っていますけれど、彼はほとんど何もできず、何も言うことができないのにもかかわらず、いつでもニコニコとほほえみ、私をみると〝やァ〟と言わんばかりに手をあげてくれます。ろくな仕事もできないで情なくなる私を励まし、私に生きがいを感じさせてくれるのは、まさにこの青年のほほえみなのです。人間とは、こうした小さなことで毎日、おたがいに生きがいを与えあい、ささえあうべきものなのではないでしょうか。

真摯なこころを休ませて

生きがいある生活を送るためには、たえず人間関係に気をくばり、たえず何か行動をしていなくてはならないのかというと私は必ずしもそう思いません。あまり人間関係にばかりべったり密着していると、私たちは他人の顔色をたえずうかがい一喜一憂して暮らさなくてはならないでしょう。

ですから、生きがいの対象として、人間ばかりでなく、何か趣味とか読書とか、またはひとり美しい自然を眺めるとか、そうした活動も若いうちに身につけておくといいと思うのです。ときどき人間の世界から脱出して、知識の世界、思索の世界、美の世界、人間を超えた超自然の世界などに心を遊ばせることは、どれほど人間の心にゆとりを与え、他人に関係のない生きがいを与えてくれることでしょう。

人間は何も年がら年中、人のためになる行動をしていなくてもいいのだと思います。ときには、〝何かのため〟という目的行動をすっかりはなれて、自らの心を休ませ、楽しませる方法を、それぞれの人が自分の個性にあわせて工夫しておくとよいと思うのです。他人の迷惑にならない方法ならなんでもよいわけでしょう。

そうして、自分独特の心の世界で生きるよろこび、生きる楽しみを味わったならば、その心をたずさえて現実の世界にもどってきましょう。そうすれば、ことさらに肩をいからせなくても、自然に生きがいが、ほほえみやユーモアとなって他人にも伝わって行きます。

むかし、結核で療養していたとき、私は穀つぶしで、生きている資格がないのではないか、と思い悩んだことがあります。そのときある本で、存在は行動に先行するということばを読みました。むずかしくてよくわかりませんが、人間がどういう心で生きているか、そのありかたのほうが、行動よりもっとたいせつなのだ、と解釈しています。

（一九七一）

心に残る人びと

X子さんのこと

今でこそ精神医学とか精神医というものの存在は一般にもかなり知れわたっているようだが、戦前では医師の間でさえその存在理由と市民権とが正当にはみとめられていなかった。戦中に医師となった自分もその点まったく無知であったのに、なぜ精神医学の道に進むことになったかと考えてみると、かならずX子さんという存在につきあたる。決して自分で診療したひとではないのだが、一種の恩義とざんげにも似た気持で、一度は彼女のことを記し、彼女の霊の安からんことを祈念しておきたい。

「この子は少しあたまが弱いのですが、よろしく指導してやって下さい」

こう言って知人が、その近い身内にあたるX子さんを連れて来られたのは、私が若いころ肺をわずらって、ようやく恢復期に入り、うちでぶらぶらしていた時であった。まだ医学の勉強もしたことがなかったから、「あたまが弱い」とは何を意味するのか、「指導せよ」とは何を求められているのか、かいもく見当がつかなかった。娘さんは見るからに元気潑らつとしていて、応答もきびきびし、あたまもしごく良さそうなのである。

その知人はちかぢか遠くの地へ行かれることになっていたので、X子さんが一ばんたよりにしていたらしいその人の留守のあいだ、淋しさをまぎらしてやってくれ、ということなのだろう。

そう私は勝手に解釈したが、何しろ初対面ではあるし、彼女は私よりたしか五歳ぐらい若かったから、初めのうちは話題に困った。彼女のほうでも私のような者に「指導」されるのは迷惑らしかった。思案の末、毎週一回、英語で作文を一つ書いていらっしゃい、添削しましょう、と提案した。私は津田英学塾を出ていたし、彼女はある女子大の英文科に在学中だった。

この「宿題」もだいぶ閉口だったらしいが、次第に馴れてよろこんで持ってくるようになった。ある時、その英作の一つを読んでいると、次のような文句にぶつかった。

「海を眺めていると、はるかかなたの雲の上に小人《こびと》が乗っていて、私にむかってしきりにおいでおいでと呼びかけてきます」

「これどういうこと？　あなたの想像なのね」

「いいえ、ほんとうに見えるんです。何人も小びとが見えます。声もはっきりきこえます」

「ふつうの人の声のように？」

「さあ、ちょっとちがうけれど――」と口ごもったのち、「でもとてもはっきりときこえるんです」とくりかえした。

いったいこれはどうしたことだろう。文学的才能というものなのだろうか。そういえばヴァジニア・ウルフとか、ネルヴァルとか、いろいろな作家のえがくふしぎな人物や情景は、単なる想像の産物としては、あまりにも異様ななまなましさを持っているではないか。ああいう人たちは何かを想像するのではなく、ほんとうに見えたり聞こえたりするものをそのまま記しているのかも知れない。――

こんなことを考えたのは自分でも初めてだったので、自分で自分の考えがふしぎに思えた。ふしぎといえば、X子さんにはまだほかにふしぎなところがあった。規則正しくうちに姿を現わしているのに、時どき二ヵ月とか三ヵ月、ぱったり来なくなってしまう。お宅へ電話してみても、どこへ行ったのか、さっぱり要領を得ない。そのうちにまたある日のこと、ひょっこりと訪れてくるのだが、ケロリとしていて何の説明もない。何となく聞いてはいけないような気配を私は感じた。

そのうちに彼女は女子大を中途退学して、のんきに暮らしながら作曲の勉強を始めた。よい先生についてさかんに曲をつくり、時どきピアノでそれを弾いてきかせてくれるのであった。

私は音楽は好きなのだが、ろくなセンスも知識もないから、聞かされる曲がうまいのかどうか、さっぱりわからない。彼女の広い家のヴェランダで一心不乱に弾きまくっている後姿を見ながら、私の注意はピアノの音よりも、むしろ彼女の弾きかたのほうに奇妙に惹きつけられた。動作は敏捷で、タッチも力強いのだが、どういうわけか、腕の筋肉の動きかたが何ともぎこちない。まるで潤滑油が切れているように見えるのはなぜだろうか。

対人関係で彼女が一般にどうだったのかは知らない。ただきわめて淋しい境遇にあったためか、私に対しては次第に当惑するほど献身的になり、べたべたと甘えるようになった。あるとき、うちへ来るなり心配でたまらないと言った顔をしていう。

「ゆうべあなた泣いていたでしょう？　何か悲しいことがあるの？」

「いいえ、泣いてなんかいなかったわ」

「だって夜のあいだずっとあなたの泣き声がきこえていたんですもの」

頑として彼女は言い張る。どうしてもこの人には、こちらの理解を越えるものがある、とあらためておどろいた。そのうちに戦争が始まりそうになり、渡米して医学に転向していた私は帰国して東京女子医専に編入学させて頂いた。X子さんとの交際はあいかわらず続いていて、あるとき、バッハの曲ばかり組まれた音楽会の切符が手にはいったから、と私を招待してくれた。戦争も末期で音楽会などにはめったにありつけなかったから、大よろこびで学校の帰り制服姿で黒幕を張った会場へ寄った。

X子さんの隣の席につくと、向うどなりに見知らぬ青年医師がおられて紹介された。これがほかならぬ島崎敏樹先生であった。先生は当時東大精神科の医局長。X子さんが時どき雲がくれするのは東大病院に入院するためで、そのとき島崎先生がいつも主治医なのだという。

この先生こそX子さんに関する数々の疑問の鍵をにぎっている人にちがいない。どういう工合に彼女に接したらよいかも教えて下さるだろう。そう思って私は先生に会見を申しこみ、長年の間、山ほどたまっていた質問を並べ立てると、先生は静かにたずねられた。

「あなたは精神医学を勉強したことがありますか」

「いいえ、学校ではまだ講義がありません。精神医学の本を読めばX子さんのことがわかるでしょうか」

「まずこれをお読みなさい」

ブムケ、クレッチマー、ヤスパースなどなど、先生は次々と惜しみなく貸して下さった。生れて以来、思ってもみなかった人間の精神の世界の深みが急激に眼の前にひらけてきて圧倒されるばかりであった。

幻視、幻聴、妄想――人間の心にこんなふしぎな現象が起こりうるとは。女学校の頃から人間の心というものに最大の関心があったつもりなのに、こんな重要な世界を知らないで済ませていたとは。

それまでらいを志していたのに、右のことが機会となって、結局私は急に精神医学へ方向転換することになってしまった。それにこの道ならば家の者の反対もない、というずるい考えもある。内村祐之教授にお願いして東大の医局に入れて頂いたのは昭和十九年の秋であった。島崎先生はちょうどその頃、東京医歯大に教授として転じられ、医局では西丸四方先生や諏訪望先生に直接ご指導にあずかった。

さて、この道にはいったからと言ってX子さんをよりよく理解し、彼女のよりよい友になり得たかというと、残念ながら全然そうではなかった。要するに認識と愛とは別の次元に属するものなのであろう。

心なき私はX子さんに次々と大きなショックを与えてしまった。第一には戦後の私の結婚。彼女はついにこのことを諒承してくれなかった。第二の致命的なショックは私たちが渡米する可能性が出てきた時に起こった。確定するまで黙っているだけの思いやりもなく、私はある日のこと、それをチラッと口に出してしまった。その言いかたも悪かったのかも知れない。X子さんの顔はみるみるまっさおになり、そのまま黙って帰って行った。その晩、多量の睡眠薬をのんで、ついにその眠りから醒めなかったのである。このことはいつまで経っても痛い思い出となって私の心を責めつづけることになった。

それにしても彼女の病は何であったのだろうか。ふしぎですねえ、と島崎先生も当時言っておられた。病像は典型的に分裂病なのだが、経過は周期性で、平時の異常性はよほど注意ぶかく観察しなければみとめられず、知能も保たれ、感情も右記の通り、最後まで――と言っても自殺したとき、二十代の終り頃だったろうか――生きいきしていた。戦後になってくわしく研究されるようになった非定型性精神病の一つだったのかも知れない。遺伝的負荷はかなりみとめられた。

大川周明のこと

戦犯A級であったこの大学者の精神鑑定については内村先生が『わが歩みし精神医学の道』という著書でくわしく述べておられるし、今年の夏の「別冊文芸春秋」特別号に松本清張氏が「狂人」という題で、よく調べられた資料をもとに大川氏の姿をいきいきと描き出している。内村先生は昭和二十一年五月七日と十一日に米軍医の立会いのもとで精神鑑定のための検診をされたが、私は両日ともお手伝いにお伴した。大川氏は七日の時は元《もと》同愛病院（当時第三一六号占領軍病院）の病室におり、十一日は巣鴨拘置所へ移されていた。病院での大川氏は長身に紫色のガウンをまとい、発揚状態でたえず体を動かし、腕をふり、英仏独、果てはサンスクリットでしゃべりまくるので筆記に弱った。内容は宗教的、哲学的なことが主で、自分には毎朝孔子、孟子、キリスト、仏陀が耳もとに真理をささやいてくれる、それを毎日書きつけているのだと言って原稿の山を見せてくれた。

脳脊髄液を採って東大へ持ちかえり、内村先生の目の前でW氏反応その他をやってみると、疑いもない梅毒の所見。結局責任能力なし、ということになって東大の一号病室に収容され、マラリヤ療法が施行されることになった。

「内村ときさまが俺をきちがいにしやがったのだ」、彼の病室へ行くとよくこうどなられたものだ。昂奮はなかなかおさまらず、病室の窓ガラスをたたき割って手や腕を血だらけにした彼の姿を思い出す。しかし彼が説く教えの中には、深い真理と思われるものもまざっていて、ふしぎな気持におそわれたこともある。その後、氏は松沢病院に移され、そこで著述にはげんでいるとのことであったが、病院のすぐそばに住まって、時どき病院へ勉強に行ったのに、ついに氏を見まわずにしまった。

グラジオラスの花束

昭和三十三年頃から国立らい療養所長島愛生園で精神医療をほそぼそとやってきたが、らいと精神疾患をあわせ持つ人びとの姿はいくたりも心に深くきざみつけられている。

もう十年以上も前のこと、その頃の園では準精神病棟ともいうべき役割を果たしていた建物にTという三十代の大男が住んでいた。背も高ければ肩幅も広く、いわゆる闘士型そのものの体格の人であった。

平素の彼は無口で礼儀正しく、かわいらしいような無邪気な人物であった。ところが時どき嵐のように爆発的に怒る時期がやってくる。すると極めて粗暴になり、夜分徘徊し、とつぜん詰所にぬっと現れ出ては看護婦たちをふるえあがらせた。暴力をふるうことも度たびあった。園には脳波測定器がなかったが、てんかん性のふきげん症ではないかという見当をつけて、ある医師が脳脊髄液を何ccかぬきとってみた。これがかなり奏効して彼をおちつかせたので、怒りの周期の時、何度かくりかえされたことがある。薬をのまそうとしても絶対に受けつけないので、打つべき手もほとんどなかった。

周期性ふきげんの時の行為がたたって、平生でも彼は患者たちから村八分にされ、看護婦たちにも恐れられていた。大きな子供みたいな彼は自らをもてあまし、時どき園から逃走した。逃走とは言っても戦後はらいに対する強制隔離の法律が撤廃されているから、べつに法にふれるわけではない。また彼のらいは他人に感染する病型ではなかった。外見もらいとは見えないほどふつうであった。

逃走して何をしていたのであろうか。どうも日雇労働者として各地の飯場を転々としていたらしい。何しろ体力は大いにあるので、しごとにはこと欠かなかったのであろう。しかし、時どき例のふきげん発作が起こって他人と大げんかをやらかしたらしい。皆のつまはじきになり、しごとにあぶれると、園に戻ってくるのであった。

大きなからだをちぢめるようにして、負け犬のようにすごすごと島に帰ってくる彼を見ると、逃走のたびごとに健康状態は悪くなり、からだはやせ細り、顔色は土色で全身に生傷がある。園当局としては管理の上でまた頭痛の種が一つふえるのであった。

私は島へ行くたびに彼の室を訪れ、よく話合った。薬は決してのもうとしなかったが、話にはよく応じ、発作時の自分のことについてはかなりの自覚があり、自分で自分を恥じているようであった。

もう七、八年も前の頃、園の官舎に滞在中のある朝、出勤しようとして玄関の戸をあけると、正面の石段の上にけんらんたるグラジオラスの大きな花束が置いてあった。贈り主はだれだろうと考えながら診療しているうちに、Tがその朝早くまた逃走したことを知った。それ以来、Tは島に戻ってきたことはない。どこかでのたれ死をしてしまったのではなかろうか。

今年もまた患者さんたちの住む区域にはグラジオラスの花がいたるところに目もあやに咲いている。往診に歩きながら花を眺めていると、沈うつなTの面影が浮かんでくる。あのあらくれ男の心の中にも、この花々のように美しくあでやかなものが咲いていたにちがいないのだ。彼には知るよしもなかったことだが、黙ってそっと置かれた花束の思い出は、現在に至るまで私の心の支えの一つとなっている。

苦悩と詩

愛生園では臨床の場以外でも、多くの患者さんと知り合いになった。医師としてでなく、人間としてふれあえたことを貴重に思う何人かの人びとがある。その一人はすでに逝いた詩人である。

おまえは
夜が暗いという
世界が闇だという

そこが光の影に位置していることを
知らないのか

じっと目をつむってごらん
風が　どこから吹いてくるか
暖いささやきがきこえるだろう

それは
いまもこの地球の裏側で燃えている
太陽のことばだよ

おまえが永遠に眠ってしまっても
新しい光の中で
おまえのこどもは　次々に生まれ
輝いている　変らない世界に住むのだよ

（原田憲雄・原田禹雄編『志樹逸馬詩集』、方向社、一九六〇年）

これは「夜に」と題する詩で、彼が一九五九年四十二歳で亡くなる約十ヵ月前に書いたものである。深い、ほんものの宗教的心情を、借りものでないことばで表現する稀有な詩人として、この人の詩集を私はいまだに時どき出しては読みなおしてみる。そのたびに思い出すのが、一九五九年夏のある日、彼の住む舎を訪れたときにみた光景である。

それはとくべつに暑い夏であったように思う。何の用であったか、私は舎の玄関に立ち、胸をつかれて棒立ちになってしまった。それまではいつでも杖にすがって微笑をたたえている彼にしか接したことはなかったのだが、今見る彼は玄関のあがりぎわの廊下のところに、肌着一枚でうつ伏せにぶったおれている。まるで瀕死の状態のようにあえいでいる。

「どうなさったのですか」

声をかけると彼はゆっくりと顔をあげた。ひどく苦しげな、そして間の悪そうな表情で何も言わない。何も言えないのだ。むしろ帰ってくれと言われているようであった。

「ごめんなさい。つい失礼してしまって」そう言って立ち去るとき、何かあの苦しみを和らげる方法はなかったろうか、という自問と同時に、見てはならないところを見てしまったようなうしろめたさを感じていた。

この詩人は結節らいを患っていたのだが、この病型の人にとって夏は残酷な季節である。結節のために汗腺がふさがって発汗が充分できないため、灼熱地獄の責苦にさいなまれる人がかなりある。おそらくこの詩人もそういう状態であったのだろう。

苦悩は力を生み、美を生むという。この詩人の水晶のような作品の数々を生むために、このどろどろな苦しみが必要であったのだろうか。あんなに美しい詩を書いてくれるよりも、こんな病気にかからないでくれたほうがよかった、と彼の死後、彼の友人が追悼のことばに書いているのを読んだ。友人として真実の思いであろう。

ついさいきんも、俳句の名人が亡くなった。この人も長い病歴を持ち、五十代になったこの頃はとみに衰えが目立っていた。べつに精神病でもノイローゼでもなかったのだが、頭痛がするとか頭が重いとか、ちょっとしたことを恐らく口実にして、精神科の外来に時どきやってくるのであった。しかし、診察よりも投薬よりも、彼の関心は俳句の話をすることにあったらしい。彼の句はきわだって澄んだ心の境地をあらわし、そのことばづかいは精緻であった。そのうちにお金がたまったら句集を出したいのです、とよく語っていたが、それを果たさずに逝ってしまった。

すぐれた文学作品の多くは作家の心身の苦しみを代価として生まれるという。らい療養所で昔から文芸がさかんなこと、かなりの名手がいることは当然というべきなのであろう。げんに日本の中央文壇で一般の詩人や俳句作家と肩を並べて書いてきた人や、またそれだけの力量を持った人が全国のあちこちの園にいる。このことは世間ではあまり知られていないかも知れないが、まぎれもない事実なのである。

苦悩という坩堝《るつぼ》から美が発生しうるとすれば、医師という立場にある者はその美の〝励起状態〟に立ちあう機会が時たまあるわけだが、それはただ立ち合っているだけでも苦しくなるような、厳粛な現象であるというほかはない。

（一九七一）

患者さんと死と

ずいぶん無責任なやりかたで長年つづけてきた長島愛生園精神科診療のしごとを、昨年四月三十日付で正式に辞めさせていただいた。体力が不足してきたためだが、地元の岡山大学から若くて有能な精神科医が交代で来診してくださるようになったからこそ、後顧のうれいなく休ませていただけるわけである。

十五年ちかく親しんだ島は今や心の中の風景となり、なつかしい患者さんたちは時どき夢の中にまで登場する。日中は島から手紙や電話や、時には花の苗まで来るので心のつながりは少しも切れた気がしない。

このごろ患者の老齢化のため島の死亡率は高く、私が辞めてからも知っている患者さんが何人か亡くなった。しかし地理的にはなれているせいか、彼らの生死の区別が私の心の中では一向はっきりしていないらしい。その証拠に両者とも夢の中に同じようにあらわれてくる。けっきょく心に深い印象を残した人は現在の生死に関係なく、心の中に生きつづけるのだろう。いくつになっても親の夢をみるのもそのためにちがいない。

死ということを抽象的に述べるよりも、ここでは死を考えるよすがとして何人か故人になった患者さんたちの姿を思い浮べてみることにしよう。

数年前のある夜九時ごろ病棟を回診していると、ある患者を往診してくれと婦長さんから依頼された。海岸側の個室に行ってみると、まだ若いといえそうな男性がガンに声帯をおかされてあえいでいた。らいは死病ではないので、らい患者の死因は一般と変わりなく、ガンも少なくないのだが、この人はまだガン年齢とはいえない。彼自身もそうとは知らないので、こちらはそれだけ心がしめつけられる。

開け放された窓からは暖い春の夜気と打ちよせる波の音が流れこみ、彼のかすれ声をかき消すので、彼としては筆談しか方法がない。わら半紙にボールペンで達者な字をかき、まず自分のペンネームを示した。園内の雑誌でよくお目にかかったおぼえのある名で、マルクシズムに立つ活発な評論活動は強く印象に残っていた。

わら半紙に記される文字はイデオロギーとは全く関係なく、一人の病人として不眠、頭痛などの訴えがあるほか、患部への処置についてのさまざまな疑惑や不満が述べられていた。カルテをあらかじめ見ている私としては、精神安定剤を投薬したり、いろいろと話し相手になるほかはどうしようもない。容態は行くたびに悪化し、衰弱は加わるばかりだった。彼もなんとなく死の近いのを感じとっていたのかもしれない。

あるとき彼は書いた。

「ぼくが死んだら○○誌に皆がS氏はこうだった、ああだった、と得々としてぼくのことを書くだろう。そう思うとたまらなくなる」

「どうして？」

「さしみのつまのようにされるのが、たまらないんです」

この人の気持をわかろうとして精一杯の努力をしてみる。

「さしみのつま？　つまりあなたを口実に自己主張をすることね。そう、それなら人間みんな順ぐりにそういうことをするのじゃないかしら。でも他人の価値も自分の価値もほんとは人間にはわからないのじゃない。死後なんと言われようと、それで自分の価値がきまるわけでもないのではないかしら」

こんなわけのわからないことを言いながら私はマルクス・アウレリウスが死後の名声をねがうことに対して自らをいましめていることばを思い出していた。こんなことはSにとって、ピントはずれだったのかもしれない。でも死について語り合えることが彼にある安らぎを与えているように思えた。

死に近づきつつある人はみな孤独の中で死を思うらしいが、それを口にするとまわりの者にはぐらかされたり、安易に慰められたりしてしまう。死の話の相手をすることは容易ではないが、逃げ出さずに話をうけとめるのが死に行く人のそばにある者の役割かと思った。

不自由舎センターの個室にいつも端然と座っていた品のいい八十代のおばあさんがいた。ある時何かの病気のために病棟のベッドに入れられたが、その後間もなく、朝早く水ぎわで倒れているのが発見された。自殺しようとしたのだった。

前から知っている人だったので、その後はたびたびベッドを訪れた。いつも白髪を私の顔にすりよせるようにして訴える。

「あんたさんはわかってくださるでしょう。私はもう生きていても人さまの迷惑になるばかりです。どうか一服盛って、らくに死なせてください。ねえ、お願いです」

美しく上品なこの人はどういう一生を送ってきたのだろう。入園したのはこの人が老いてからのことだ。年老いてからのらい発病がこのごろ増えている。老いてからとつぜん身内からひきはなされて孤独と拘束の中で死と直面し、死を希求しているのだ。この人に何が言えるか、と心に苦しく問いつつ何回かの訪床がすぎて行った。何を言ってもこの人はききいれない。あるとき島へ行くと、ついに彼女は安らかに逝ったときかされた。安らかな憩いをもたらす死——。バッハのカンタータのことばが思いだされてならなかった。

まだ三十代の詩人だったが、ひどく進行の早いらいで、菌の抵抗性発現のため薬もきき目がなくなった。詩をかくことだけが生きるよろこびだったのに、視力がどんどんうすれて行く。おきまりの不眠、苦悩で病棟の往診によばれた。

「詩が書けなくなるくらいなら、死んだほうがましです」ぶっつけるようにいきなり言う。

「看護婦さんかだれかに口授して書きとってもらったら?」

「でも詩想なんていつヒョイヒョイと浮んでくるかわからない。そのときうまく人がそばにいてくれるなんて望めないじゃありませんか」

結局、当時できはじめていたカセット・テープレコーダーというのを外国の友人の篤志で購入し、島に持参した。不自由で出血しやすい病人の指になるべく圧力のかからないのを探したが、それを手さぐりで操作できるようになるまで、まる一ヵ月はかかった。やっと自分の手で吹きこむことができるようになり、七篇の美しい詩ができあがったとき、彼をはじめ周囲の人びとのよろこびは何と大きかったことだろう。

しかし、その後間もなく彼は腎炎のために若くしてこの世を去って行った。さいごまで看護婦さんや友人に甘えて、駄々をこねたらしい。短い一生の苦悩を代価として結晶したような一冊の詩集が、その後彼の友人たちから私の手許に届けられた。


園ではまるで工場みたいな炊事場で全患者の食事をつくり、配給している。そこで食糧部長をつとめているという五十代の患者さんが、いつごろからか精神科外来へくるようになった。血圧が高いので一応の薬を渡しながら、ぜひ内科で精密検査を受けるようにすすめた。しかし、どういうわけか私たちのほうばかりに来る。

「先生に私の生命をおまかせしてあるんですからよろしくお願いしますよ」

いつも赤い顔をほころばせ、ふとった体をゆすってほがらかに笑った。内科へ行かせるのには骨が折れたが、どうにかとき伏せた。それからしばらくして彼は病棟に入室、間もなく亡くなってしまった。心臓も腎臓も悪かったらしい。元気一杯に働き、働くことを心からたのしんでいた人だった。彼はまだ私の心の中で豪放に笑いつづけている。

むかし小学校の先生をしていたという篤信のクリスチャンが内科の病棟にねたきりでいた。失明し、やせこけた六十歳ぐらいの男性だが、いつもニコニコし、文字通り口角泡をとばして信仰談をしてくれた。こちらが精神科医であることを時には思い出すらしく、そういうときは決まって次の質問をした。

「目が見えないのに目の前にいろいろな色が縞になって走るのはなぜですか。幻覚ですか、それとも幻想ですか」

これは難問で、いつも閉口したものだ。しかし別の盲人からも色のついた形が見えると言われたことがあるし、「盲人の心理」という本にもそのようなことが出ていたので、それを伝えると彼は大そうよろこんだ。知識欲さかんな人だったのだろう。辛酸にみちた過去については何一つ語らず、ユーモラスなことばを始終口にし、小声でさんびかを口ずさんでいるのを耳にしたこともある。衰弱のあげく静かに昇天したが、その後彼を知る人たちの追悼の辞を読んで、彼が往年、園内の教会のリーダーであったことを知った。

しかし、信仰の闘士として知られた人でも死に直面して気弱くなった人もある。死因となる病気の性質や経過、また死に行く人の年齢や気質や体力によっても死にざまは左右されるのだから、いわゆる大往生をとげるかとげないかは、そう問題にするに足らないことがらではないだろうか。それよりもふだん生きているとき、どのような生きかたをするか、のほうが大切だと思う。

明日のことを思いわずらうな、というのは死にざまについても死後についても言われたことにちがいない。死をひかえての生の中で精一杯生き、できることならその生の中で永遠につながるものを吸収したいものだ。

（一九七三）

コラム「天窓」

心の宝

「おだいじに」

毎朝そうじにくる小柄なおじいさんは終始黙々と病室のすみずみまできれいにし、あとで必ずかすかなほほえみを浮かべてこうささやき、できるかぎりそっと戸を閉めて行った。

ひといき吐くにも、ひとこと話すにも、途方もないエネルギーが要るように感じていた病人はひとり黙って横たわっていたが、おじいさんの抑制のきいたふるまい、徹底した沈黙、さいごのひそやかな一言は何よりの支えと感じられ、毎朝彼がしずかに入ってくるのが待たれるようになった。

金モクセイの花が薫りはじめ、病人が少しずつ生気をとり戻すようになると、おじいさんは仕事の手を休めずに、ことば少なに、お天気の話や大切に育てている植物たちの話をしてくれた。何気ないことばの外に、生きることへの励ましが伝わってくるようだ。

多くの人や力に助けられて病人が全く癒され、退院するころには、おじいさんがもと、この病院でながらく療養していたことを知った。なるほど、とうなずけた。この病人とは昨年の一時期における筆者である。

娑婆に出てみると、モノ不足からくるらしい心の病がはやり出していた。おじいさんはどうしているだろう。金持ではない彼は、少なくとも人に与える心の宝をたくさん持ちあわせていた。このさい私たちも互いの生命を支えあうために、おじいさんの抑制や沈黙やほほえみから学びたいものだ。

引っ越しについて

近いうちにさして遠くないところに転居することになった。ごく幼いころここで育った子どもたちがほぼ巣立ち、古い家が大きくなりすぎたためである。

引っ越しの専門家からおもしろいことを聞いた。素人が引っ越しのための整理をすると能率が悪くて大変だ。古い書類や写真が出てくるたびに、ああ、こんなものがあった、といちいちながめたり読んだりの道草が多いためだという。

まさにその通りなので、大まかな切り捨てと分類だけをやり、あとはプロにまかせることにした。すると気持ちにゆとりができ、引っ越しについて時どき瞑想（？）にふけってみる。

引っ越しにも自ら望んでやるのと、やむを得ずのものとがあろう。じつは二十年以上も前に東京から関西へ移ったときには内心かなりしぶしぶやって来た。東京人が関西に対して抱きがちな偏見が大いにあずかっていたらしい。先入観とはおろかなもので、関西に来なかったら到底味わえなかったろう経験もいろいろしたし、新しい貴重な知己にも恵まれた。

未知のものに対して不安や緊張を持つのは人間にごくふつうなことで、そのためにいわゆる「引っ越しうつ病」などという心の病まで出てくることがある。人生の終わりこそ最大の引っ越しだが、これに対してもいたずらに「予期不安」を持つのはやめよう。いさぎよく過去を切り捨てる用意をし、未知のものがもたらすものを開かれた心で待ち望みたい。

島からの電話

「先生、ぼくこんど卒業できるらしいんだけど、大学へ行くの、むつかしいかな」

二月のある夜、瀬戸内海の小島から電話がかかってきた。のんびりした、人なつこい声。声の主のまるい顔が見えるようだ。数年前、沖縄から岡山のらい療養所内の定時制高校に入学してきた青年だが、間もなく心の病にかかり、ここ数年は所内精神病棟から通学していた。手厚い看護と医療により、また高校の先生の深い理解により、長い時間をかけてらいも精神病も治り、卒業もできるという。

「おめでとう。ほんとによかったね」と言いつつ、こちらの胸が痛むのはどうしようもない。らいだけでも親から見捨てられていたのに、その上精神病まで加わったため、故郷とは絶縁同様。大学進学という前々からの彼の執念も今となっては無理だろう。精神病はおさまったが、意欲や集中力の不足が根づよく残っているからだ。彼の場合、社会復帰は二重の意味でむつかしいにちがいない。

「大学を出たからって、人間、べつにえらくなるわけでもないのよ」と言うと、

「そんなら、ぼく、これからどうやって行けばいいの？」とあどけない口調で問う。「――」絶句していると何度も同じ質問がくりかえされる。答えにならないことばを並べているうちに相手は意外に明るい声で「じゃあ、またね」と電話を切った。しかし彼の最後の問いは否応なしにこちらの心に鳴りつづけ、ほんとうの答えを迫りつづけている。

生命の河

小さな新居の窓のすぐ前にかなり広い河が流れている。ここに移ってきたころ、水辺にはシラサギ（と思われる鳥）が舞ったり浮かんだりしていた。向こう岸に多くいるのでその様子がよくわからない。のんきな話で恐縮だが、とうとう奮発して双眼鏡を求め、しごとのひまひまにながめている。暖かくなってくるとシラサギはどこかへ渡って行ったらしく、小さな茶かっ色のカイツブリが目にとまるようになった。大てい一列になって流れに沿って泳ぎ、時どき一羽がヒョイと水にもぐる。時には一羽だけ敢然と流れに抗して行くのも見かける。まさに一匹オオカミ（？）のような悲壮な姿。ところがおもしろいことに、流れのままにのんびり泳いでいた五、六羽が、その勇敢な一羽に出くわして急に方向を変え、全員流れをさかのぼり始めることがある。するとそれまで群れのビリにいた鳥が先頭になってしまう。こういうとき、どういうコミュニケーション（情報伝達）が行われるのであろう。

一見ゴミのようにしか見えない鳥たちなのだが、よく観察すればいかにも楽しそうに遊んでいるようだ。しかし、彼らの世界にもいろいろの事情や転変があるのだろう。あるいは病んだり、傷ついたりして過酷な生存競争から落後するものもあるのかも知れない。生命の河に運ばれて行く点では人間もそう変わらないのではなかろうか。緑がかってきた堤の向こうの、春の河をながめていると、あれこれ考えさせられる。

『家の白痴』

さいきん必要あってサルトルの近著『家の白痴』をやっと読み終えた。三巻二八〇一ページの綿密な研究で、一九七一年から翌年にかけての出版。

この白痴とは文豪フローベール（一八二一―一八八〇）のことである。有名な外科医であった父をもふくめて家族一同が、この子はバカだ、とかなり早くからあきらめていた次男ギュスターブのことである。第一、ことばを話し出すのがひどくおくれ、字をかくこともなかなかできなかった。始終ぼんやりしていて、学校でうまくついて行けない。それでもどうにか中等教育を終えたので、父親はかなり強圧的にこの子を法律の道へ進ませようとした。ところが何年も受験に失敗ばかりしている。もんもんとしていた二十三歳のころ、兄を乗せて馬車を御していたとき、とつぜん手綱を放し、兄の足もとにバッタリ倒れてしまったという。意識はあるが、からだは硬直していた。

サルトルはこれをヒステリー発作とみている。診断はともかくとして、この結果、フローベールは父にりっぱな病人としてみとめられ、家にとじこもって療養生活を送り、たくさんの文学書を読み、夢想にふけり、ものを書くことができるようになった。

天才だからといえばそれまでだが、親の教育ゆえにではなく、親のやりかたにもかかわらず、子が自己の本質を発見し、これに忠実に生きるようになることも少なくない。そのみごとな一例をフローベールの特異な生きかたの中にまたもや見る思いがした。

（一九七四）

自己の死と孤独

一　はじめに

『臨床医学の誕生』の中でフーコーが冷厳きわまりない筆致で描き出したように〝部分的な死〟というものは、人間が成長をとげるや否や生体内のいろいろな部分でたえず生じている現象であろう。しかし、ふつう、ひとの心は長い間それに気づかない。他人の死に出会っても、それを自分のこととして深く感じることもなく、たとえ少し考えるとしても、それは単なる抽象的な〝死観〟にとどまることが多い。

ほかならぬ自分が間もなく死ぬのだ、という状況にぶつかるのは、平時ならば、重い致命的な病気にかかっていることを自覚したときとか、老い行く自分に気づいたときであろう。そういう時の心の状態と前記の抽象的思考との差は途方もなく大きい。自己の死に直面しているひとの孤独は何よりもこのことに由来すると思われる。

自己の死と向い合っているひとは、自己の死をめぐって、また死そのものについて、あれこれ思い悩んでいることが少なくない。しかし、たいていの場合、そうした思いの話相手となってくれるひとがいない。うっかりそんな話題を持ち出そうものなら、相手は困惑し、テレかくしの笑いでごまかしたり、安易な否定や慰めのことばで厄介な話を打ち切ろうとする。医師でさえ、もう死を待つばかりの病人の顔を見るのはいやだ、と率直に言うのをきいたことがある。これでは死に直面しているひとの心はふたを閉ざし、沈黙と孤独の中で考え、悩みつづけるほかはない。事の性質上、事態はほんらいそうあるべきものなのだ、と言ってしまえばそれまでだが、簡単にそう片づけられない点がある。自己の死についての思いの中には、避けられない不安や孤独のほかに、さまざまな具体的な悩みがふくまれていることがあるからである。そういう悩みの中には、あるいは死を直視することをまぎらす役割を果たしているものもあるかも知れないが、ひとが安らかな心で死を迎えることを妨げている部分もありがちである。

すでに死を迎える心の用意ができているひとや、ごく自然に〝死の話〟の相手をしてくれるひとが周囲にいる場合は問題のかぎりではないが、たとえ大ぜいの人びとに見守られていても、死に行くひとの心が全く孤独で、しかも悔恨やうらみや恐れの念などで千々に乱れているという場合、精神科医の手によって〝死への精神療法〟が行なわれるべきである、という主張と実践が数年前からアメリカであらわれている。これを述べた著書数点に接したとき、まずこのことば自体に一種の反発をおぼえたが、よく読んでみると、宗教の力がうすれた現代アメリカでは、こういうことまで精神科医に要求される傾向があるわけだけは納得できた。日本の風土と医療のありかたの中で同様のことが行なわれうるかは問題だが、アメリカの精神科医たちの実践記録は、参考までに拙著(1)で簡単に紹介しておいたから、ここでは省略しておく。

よく考えてみると、筆者自身、らい療養所で少しばかり仕事をしていたとき、ガン末期にある患者や、不治の腎炎にかかっている盲人患者や、孤独な老人で自殺企図をくりかえしている患者に対して、精神科医として手をさしのべてくれ、と患者自身から、あるいは医療スタッフから要請されたことがいくたびかあった。要するに〝死への精神療法〟という名前を発明しなくても、実質的には、まさにこれを行なうように求められていたのだ、と今にして思いあたる。初めにニードあり、のちに名称あり、というわけであろうか。

しかし、こういう任務はひとり精神科医にのみ負わされるべきものではないだろう。あらゆる科の医師や看護婦は否応なしに患者の生命の終りに立ちあうことがあるのだから、平生からこの問題についてよく考えておくべきではなかろうか、それを言うならば、人間すべてにとっても、これは必要なことであると言えよう。決して宗教家や哲学者だけの問題ではない。抽象的な〝死観〟は彼らにまかせておいて、ここではなるべく具体的な例をあげながら、死に直面しているひとの心、とりわけ孤独ということに焦点をしぼってみたい。

二　心が直面する死のかたち

急激な突発事故死の場合をのぞいて、ひとが直面する自己の死は次の三種類に分けてみることができるだろう。

㈠　社会的な死

社会的存在としての自己の死に直面する例としては、たとえば死刑を宣告されたひととか、昭和三十年ごろまでのらい患者の場合があてはまる。一生を賭けて勝ちとった大統領の座を恥辱のうちに失う直前とその直後のニクソンもその一例といえないだろうか。米国の週刊誌でことこまかく彼の心身の状況を追っていて、ふと思ったことであった。

らい患者がらい療養所に強制収容されるときの心境については、すでにいくつかの拙著に記したから、ここでは簡単な記述にとどめておく。ただ一つ、ここで注目されるのは、入所時の心境を記した彼らの手記の中に〝墓場にはいる気持〟とか〝暗い暗い地の底におちて行くよう〟など、死を思わせる表現が多いことである。まぎれもなく〝社会的な死〟を覚悟した心であろう。この時期の孤独感には測り知れないものがある。

しかし、彼らはもちろん、入所したからとて、すぐ死ぬわけではない。長い年月の間、他の同病者たちとともに生活し、べつの社会的存在となる。一般社会から疎外されているという意識が孤独感を生み出しているのは、いうまでもないことだが、それさえ乗り越える患者がある。堂々とらいの既往症を公表して社会復帰し、一地方の町長選挙に立候補して善戦した例もあった。また、さいきんの拙著[2]にあげた例のように宗教的世界観を構築し、その中で人類ぜんたいとの連帯感を回復し、新しい使命感を自覚する、という例もある。これはもちろん、既成宗教の枠内でもみられる。

(二) 精神的な死

自己の精神機能の廃絶もしくは混乱に直面する例は、たとえば英国の女流作家ヴァジニア・ウルフの日記[3]にみられる。彼女は一生のうち何回か周期性精神病におそわれ、さいごの病相が五十九歳で始まったとき、今度はもう治らないと思うと書きのこして投身自殺をした。病相中の自殺企図は、それまでにもいくたびかあった。病相と病相の間の時期においては大いに創作し、人びととも交わったが、いつまた病気におそわれるか、という危機感はつねに抱いていた。小説を書くことがその危機を回避するのに役立ったと見られるときもあるが、創作活動もある限界を越えると、逆に病相を誘発するのであった。彼女の日記には〝孤独〟ということばがちりばめられている。

現在、日本の一農村で農業をしてくらしている四十歳前後の男性は、もと一流企業の優秀な社員であったが、二十代の初めから、約四年の周期で規則正しく起ってくる躁病のため、大都会の中で孤独な独身生活を送っていた。三十歳ごろ、よい縁談によって結婚したが、新婚旅行のさい、躁病となって離婚になり、会社も辞め、田舎にひっこんで時どき孤独感のにじみ出る手紙をよこす。彼の躁病はつねにきわめて烈しいかたちで噴出し、入院しても、いかなる薬物療法もたちうちできない昂奮が約三ヵ月はつづくのであった。

以上の人びとは、病相中の自己について漠然としか記憶していないが、自分に時どきそういう精神的混乱の時期が起ってくる事実だけは中間期に自覚し、予測し、他人とは別の世界にいる、という孤独感をもっている。

脳の器質性疾患の場合にも自己の精神的な死の可能性に直面する例がある。さいきん出版された

『或る脳腫瘍体験者の心の記録』(4)は、五十代前半の一女性が腫瘍摘出手術をうける前後の心境を記したものである。手術はうまくいき、腫瘍も良性で、後遺症も残らなかったために、この手記が書けたわけだが、手術前の症状として、時どきおこる意識喪失発作、失語症、計算や記憶能力の低下、幻覚、〝天地の崩壊感覚〟などが正確に記してある。日記のところどころに〝寂しい、寂しい〟と記してあるところをみると孤独感も深かったにちがいない。彼女は大学で教える身であったから、知的作業ができなくなるのではないかという危惧の念は当然つよかったろう。しかし、なお一層深刻なことは、若いころから一貫して彼女の精神的な支えであった宗教的信仰が、維持不能になるのではないか、という恐れであった。このことについて悩んだあげく、彼女は次のようなところにおちつく。

「信ずる場所が単にわたしの頭脳にすぎなくても、そこがそこなわれると信仰が雲散霧消するなんてそんなばかなことはない。神は客体的実在として仮にわたしが何ごともわからなくなっても、たしかに働き給うはずだ」(九八―九九頁)。

老いつつあるひとにとっては、やはり脳の萎縮や器質的疾患による精神機能の変容の予測が行く手に大きく立ちはだかり、深い孤独感を生む可能性がある。〝植物人間〟になるということは、本人の意識としては〝死んだも同然〟と考えられてもふしぎではない。

(三) 肉体的な死

いうまでもなく自己の肉体的な死こそ万人にとって直視困難なことであろう。霊魂の永生や来世を信じる人とて、すべてが達観できるとは限らない。しかし、老人の場合は長い一生を精一杯生きてたなら、あるていどの充実感や達成感はあろうし、肉体の生命力が衰えて行くに従って死への心の用意もでき、むしろ死を大きな安らぎとして希求する場合さえある。これにくらべて若い人がとつぜん致命的な病におそわれていることを自覚した場合の孤独感と悩みには、はるかに激烈で深刻なものがある。次に例を二つあげてみよう。

次は一看護学生の手記[5]からの引用である。彼女は卒業直前に急性骨髄性白血病にかかり、診断が下されてから七ヵ月目に亡くなっている。「どうして私だけが急にこんな病気になってしまったんだろう、という〝私だけが〟という孤独感にとらわれ、〝他の人たちは生きている世界がちがうんだ。自分は逆境の中に居るんだ〟、と思い勝ちになりました。……(自分)一人だけが取り残されているという実感が私を苦しめました(括弧内筆者)。」退院の目途もつかず、どうにもやり切れない気持をぶつける場所もみつけられず、自分の生と死の闘いの毎日である。こうしてこの若いひとは〝太陽の黒点〟のような〝死の暗示〟と直面する日々を送り、〝心の休み〟を見いだしえずに手記を終えている。このひとにどういう助けの手がさしのべられたろうか、という重い疑問を迫る手記である。

次は二十一歳の時、重症腎臓結核で逝った青年がのこした詩である。[6]このひとは十三歳の時から病み、なくなるまで、一時期を除いてほとんど寝たきりだった。十四歳の時から詩や日記をかきつづけ、大学ノート二十六冊をのこしている。彼の詩が死との直面から生れたことは次のことばでもわかる。「第一に、そこに死があり、死と闘わなければならなかった、そこには死と自分しかなかった。そこから個人的な真実、祈りが生まれ、それが詩となって表わされた。だからこそそれはリアルな、最もリアルなものである……」(一一八頁)。病い、貧しさ、失恋などにもかかわらず、この少年には友や師が恵まれ、宗教的な希望の世界も垣間みることができた。それにもかかわらず〝俺だけが知っているような〟淋しさが〝ひたひたと寄せている〟ことをたびたび歌っている。次の彼の詩は若いひとが死をまぢかにみての心をありのまま吐露している。

僕はたしかになくなる
そう　近い内だよ……
僕も「宇宙」や宇宙と同じ大きさの
「時」といっしょに
いつまでも生きていたいけど
僕はたしかになくなる
僕は無くなってどうなるのか？
僕は無くなって本当になくなるのか？
それとも
僕は無くなるけど
僕の中の僕がまた生きるのか
そうだとしたら
次の僕が僕の中でもう準備しているだろう
とにかく僕は無くなる

そう　近い内に……（八四頁）

死の一年前に記された詩は若い生命があまりにも早く断たれることへの反抗として、よくうなずけるものであろう。

俺を殺す目的はなんだ
俺の苦悩は尻振りではないのだ
俺の理想は仲間と空気を吸い合うことだ
堂々と野原を
堂々と町を歩くことなのだ
俺を返せ！
俺を人類の中に返せ！（一二二頁）

次は絶筆となった詩である。

小道がみえる
白い橋もみえる
みんな

思い出の風景だ
然し私がいない
私は何処へ行ったのだ？
そして私の愛は

この凄絶な孤独感は、とうてい精神療法などでたちうちできるものではないだろう。はっきりした意識で直視する自己の死は、言語に絶する、全く別の次元への移行なのだから、そこで現世における自己の姿が見失われるのは当然と考えられる。

老人と死の問題は拙著[1]に多少述べたので、重複を避けたい。ただ一つ、たしかなのは、たとえ恵まれた境遇にある老人でも、心の孤独は多少ともまぬがれないだろう、ということである。宗教的信仰や哲学的信念で心の準備をしていた人でも、意識が明晰であるうちは、親しい者との別れだけでも淋しさを感じるのが当然であり、自然であろう。来世での再会を信じる人びとにさえこのことはみとめられる。

ただ、淋しさとか孤独感の内容には、人によっていろいろな夾雑物がふくまれていることがある。もし死への精神療法なるものがみとめられるとすれば、せいぜいそうしたものを除去ないし軽減する役割を持つものと解すべきであろう。死に直面する〝実存的孤独〟は他人が介入すべきことでなく、介入しようとしてもできないことだと思うが、次にその〝夾雑物〟の具体的な例をあげてみる。

三　孤独感にふくまれるもの

㈠　他人にわかってもらえないというなげき。これはほとんど避けられないことかもしれないが、死に瀕している人の周囲にいる人びとの態度に由来する部分はかなり緩和できるのではないかと思われる。

たとえば、酸素テントの中に身を横たえた病人の心が、まるで地獄から吹いてくるように日夜響きつづける機械の騒音にさらされて、死を直視しているとき、見舞い客や身内の者でさえ、すでに膜をへだてた向う側にいる。彼らと話そうとするならば、テントについている小窓をあけるか、自らの手でテントを持ち上げるしかない。その体力さえないときには、病人はただ見世物のようにじっとしているほかはない。

こういう時、周囲の者はどういう態度をとるべきなのだろうか。病の性質や重さをよく知らない者が、いたずらに〝元気を出せ〟と激励することも的外れのことがある。さりとて見舞う者がとり乱したり、涙をこぼしたりするのも病人の心を乱すであろう。何を言うべきかわからないときは、むしろ黙ってテントの下から手をさしのべて病人の手をにぎりしめるほうがよいのではなかろうか。沈黙と、あたたかいまなざししか、コミュニケーションの方法がない場合が多い。

㈡　ある患者は酸素テントの中でひとりきりでいる時間が多かった。医療者たちはかわるがわる病室にはいってきて、事務的に点滴その他の処置を行ない、事務的に容態をしらべ、質問していく。彼らにとっては、この病人の多くの類似症例の一つでしかない。患者は〝自分はもうすぐ死んで行くのに、親しい者たちにさよならも言えないのか〃と悩んでいた。死ぬ前に親しい者にさよならを言いたい、という単純な心理さえ、あまり知られていないらしい。

㈢ ガン末期にある壮年の患者は、〃自分が死んだあと、他人が自分のことをどう言うだろうか〃ということでひどく悩んでいた。この人は元気なとき、評論家として活躍していたから、今度は自分が論評されることが気になったのだろう。

㈣ 遺産の分配、身辺整理などができていない、と悩む人は多い。

㈤ まだ若い或る母親は、自分がガンにかかっていることを知っていて、自分が死んだあと、まだ幼ない子どもたちの面倒をだれが見てくれるか、とひどく悩んでいた。こういうひとの中には自分の死後、夫に再婚して欲しいと願うひとと、夫の再婚の可能性を烈しく拒否するひとがある。

㈥ 自己の果たすべき任務を果さないで逝くことの無念さに悩む人は、壮年以下の人に多い。

㈦ 一生のあいだに他人を傷つけたことを思い、罪の意識に悩み、できることなら和解し、許されて行きたいと願う人もある。

㈧ 明治生れの孤独な老人においては、自分が亡きあと、自分の霊をまつってくれる人があるだろうか、と悩むことが少なくない。〃あの世〃での〃冥福〃が一にそのことにかかっている、と信じている人は日本に多く見られるようである。

㈨ いつまでも生きていては、はた迷惑だから早く死なせてくれ、と医師に安楽死を求める老人もかなりいる。これは必ずしも経済的状況とは関係ないようである。こういう心境の人は自殺をこころみることが多い。医師にとって大きな問題である。

四　おわりに

以上は、思い浮ぶまま並べたにすぎない。まだほかに多くの悩みがあるだろう。いずれにしても、死に直面したひとが宗教的ないし哲学的信念によって死との対面に伴う孤独を多少とも乗り越えられるときや、そのひとのまわりに、ごく自然に死について語り合える相手がいる場合には、他人が介入する必要はない。べつにこれという信念がなくとも、ユーモアをもって、気らくに死についてだれかと語り合えることが、死に行く人の心をどんなにらくにすることか、それは想像以上のことらしい。しかし、こういう話し相手とは一朝一夕に生じるものではないのだろう。

そういう相手がいないとき、あくまで自己の限界をわきまえながら、医療者その他が、〝次善の話し相手〟になることが望ましい。たとえば、身内の人も本人も、本人がガン末期にあることを知りながら、双方で互いに隠し合っていることがある。互いへのいたわりの心からであろうが、そのために本人の心は全く孤独になる。このような状況のとき、医師であろうとなかろうと、だれかことの真相を知っている者が本人の話し相手、あるいは〝沈黙の話し相手〟になれれば、少なくとも死に伴う本質的な孤独以外の夾雑物は多少とも軽減されるだろう。明るく生きることと同様に、安らかに死ぬことができれば、ひとは幸福だといえる。必要あらば、その手助けが少しでもできるように、死に直面している人の孤独を考えておく必要があると思うのである。

（一九七五）

引用文献

（1）神谷美恵子『こころの旅』日本評論社、一九七四年。
（2）神谷美恵子『極限のひと』ルガール社、一九七三年。
（3）ヴァジニア・ウルフ著、神谷美恵子訳『或る作家の日記』みすず書房、一九七六年。
（4）山崎孝子『試みの夜は明けて』こぐま社、一九七四年。
（5）山崎ヒロ子「どうして私だけ死ななければならないのか」看護学雑誌、38、一九七四年。
（6）周郷博編、矢沢宰詩集『少年』サンリオ出版、一九七四年。

なぐさめの言葉

「キリエ・エレイソン！」（主よ、あわれみたまえ）

バッハなどのミサに、この言葉がさまざまの旋律で歌われる。キリスト教徒であろうとなかろうと、あの哀切きわまる調べが心に深くしみとおり、知らぬ間に自分も心の中で声を合わせ、そうするだけでなぐさめを得た思いがする。こういう経験をしたことのあるひとは、日本でもそう少なくないであろう。言葉の意味がわからなくてもいい。出典を知らなくてもいい。これは言葉以前の言葉とも言うべきものであって、人生に悲しみや苦しみがあるかぎり、ひとがむしろ無言のうちに訴える言葉なのであろう。訴える相手はひとによって神であり、運命であり、宇宙の法《のり》である。要するに人生を支配する普遍的なものへのよびかけなのだ。だからこその訴えは万人に共通な言葉なのだと思われる。

「キリエ・エレイソン」と言うとき、ひとはただあわれみを求めているのではなく、なぐさめをも求めているにちがいないが、それに応じるのに、どんな言葉があるだろう。言うまでもなく求めるひとの側の条件によって千差万別であるべきことはまちがいない。

「どんなに大変でいらっしゃいましょう」

「お察し申し上げます」

「でもまたいい時も来ますよ」

深い悲しみや苦しみの中に沈んでいるひとが、右のようなありきたりの言葉でなぐさめられるだろうか。なぐさめられるとしたら、これを言うひとと言われるひととの間に前から親密な関係が出来ており、これを言うときの態度、表情、口調、潮時《しおどき》など言語外の要素がうまく揃った時だけであろう。

時には思いがけない言葉がなぐさめとなることがある。ある老婆が自分の病気のために周囲の者たちに迷惑をかけていることを嘆いていたら、若い息子がさりげなく言った。

「どうせあと百年もすればぼくたちみんないなくなっちゃうんだよ。順ぐりにね」

この母子はもともと哲学的なことを語り合う友人のような時期を経たことがあるためもあろうか、老母はこれを聞いてふしぎになぐさめられたという。「万人は死すべき存在である」という普遍的な事実をあらためて示されたのが母親の心を落着かせたのだろう。普遍的なものにまで辿りつかないと、ひとはほんとうにはなぐさめられないものらしい。

辞書によれば「なぐさめる」とは次のように定義されている。

さびしさ、悲しさ、苦しみなどをまぎらせて心を楽しませる。

この「まぎらす」という表現が少々心にひっかかったので、現実に悲しみや苦しみのどん底にあるひとの場合を考えてみた。もしその現実が変えることのできないような厳しいものならば、そのひとの心を楽しませるものはどうしても現実を超えたものでなくてはならないだろう。何らかの宗教的信仰、哲学的思考、美の世界のたのしみなどがその例である。こうしたものによって現実の苦しみを乗り越えるのは人間の心の最後のよりどころであろうから、これを奪うべきではない。あえて「まぎらす」という言葉をなぐさめの一部分として受け入れることにしよう。

辞書を手にしたついでに「あきらめる」の項ものぞいてみた。

とても見込みがない、しかたがないと思い切る。

とある。なぐさめる場合とくらべてはるかに消極的である。「日本人は何でもすぐ「シカタガナイ」(とたいていの人は日本語で言った)であきらめてしまう」と何人かの外国人に言われたのを思い出す。しかし、考えてみると、実際にあきらめるほかないような事態であっても、なお心を楽しませるものを発見してなぐさめられることも充分ありうることだ。そうすればあきらめに伴う暗い影も退散するであろう。

悲しむ、あきらめる、楽しむ等の情緒的な言葉は、系統発生的にも個体発生的にも、客観的・論理的な言葉よりもずっと早く生じたにちがいない。しかも、それは沈黙の世界から生まれてきたと言える。胎児は十ヵ月間の沈黙の世界で暮したのち、この世に生まれると、だれといって特定の人に向かってでもなく、すぐ泣き、叫ぶ。初めのほほえみさえ、ただ空腹がみたされたあとの自足を示すものらしい。情緒が言葉のかたちをとるようになるのは対人関係の中においてであることは、よく知られている事実である。やがてひとは心の深いところで錯綜する情緒の一端を表現し、他人へ伝達することができるようになる。

しかし、どのように人間が成長し、論理的な言葉をあやつることができるようになっても、その論理的思考はいわば心の底の大海に浮かぶ島のようなものに過ぎず、この情緒的生活という海を根源的に支配するのは、「内言語」から成る沈黙なのではなかろうか。

　ひとりの病人をなぐさめたいあまりに、ある看護婦が実務を行ないかたわら絶え間なく、しかも長時間にわたり一方的に話しつづけた場面を第三者として目撃したことがある。病人は極度の疲労におちこんでいたため、看護婦のなぐさめの言葉さえ理解できず自分の上に降り注ぐ「言葉のシャワー」にただ苦痛しか感ぜず、相手の善意は充分くみとりながらも、この「シャワー」が一刻も早く止んでくれるように、とひたすら待ちこがれていたという。筆者はのちにこの病人からこの話をきかされて、なぐさめるためには言葉よりも沈黙のほうが優っていることがある、と思わされた。

　次は筆者の経験——。「だまってくれ、うるせえや。俺の人生はもうめちゃめちゃになっちまったんだ」とどなったきり頭から毛布をかぶり、一日中ベッドにうずくまっていた青年がある。らい療養所での病室のことであった。まだ顔さえ見ていなかったこの新入りの患者のことを看護婦から聞き、彼のベッドのそばを通ったときそっと彼の名前を呼ばずにいられなかったのである。しかし、こんな時に何を言ってもおそらく右のような「言葉の爆発」を招くだけだったろう。筆者の行為は自分本位の、おろかなものに過ぎない。病人はまだなぐさめを求める段階にさえ至っていなかったのだ。

　ずっとあとになって彼と自然に親しむようになってから、彼は自ら求めてこちらと話そうとした。この頃らいの新発生は稀になり、いい薬もできているのに、なぜか彼は大学の途中で発病し、その病は重く、苦しみは大きかった。こちらは黙って聞きながら、いつものようになぐさめの言葉を求めて心であがいていた。

「いいのです。何も言って頂かなくていいのです。ただ聞いて頂くだけでなぐさめになるのです」

こういうふうに、相手をなぐさめたいと思っている者が何らかのかたちで逆に相手からなぐさめられるという経験は極限状況にある患者たちの場合が多かった。それもこちらはただ沈黙して耳を傾けているだけのことが多い。しかし、おそらくその沈黙には「慰めたい、けれど言葉がみつからない」という気持がぎっしりつまっていないと迫力がないのかも知れない。

十五年ちかく、こういう人たちの間で働いていて、強く感じさせられたことの一つは、まず自ら深く悩み、なぐさめられたことのある者でなければ他人をなぐさめられるものではない、という平凡な事実である。しかも他人に対するとき、何か出来合いの言葉で説教してはならないこと。説教は浅くひとをゆさぶることがあっても、普遍的なもので心をいつまでも楽しませることはない。

「アミタール面接」ということが導入されて以来、石像のように一日中身じろぎもせず、一言《ひとこと》も口をきかない分裂病者でも、薬物が効いている短い期間中は彼が抱いている妄想なり考えなりをすらすらと話し出すことがわかった。彼の沈黙は必ずしも空白を意味せず、周囲に対する正確な認識をもふくんでいるのである。これは多くを示唆する事実ではなかろうか。

若いひとでなぐさめを必要としているひとは思いのほか多い。だれかとの出会いや何かの書物を通して、自分にピッタリのなぐさめの言葉を見出せたひとはさいわいである。人生にまぬがれない多くの難所を通るたびにそれらの言葉はひそかな調べを奏でて、一生の間彼を支えるだろう。なぐさめの言葉にみちた本のリストを作ることもできよう。しかし、そこに沈黙、その他の非言語的なものをも加えたいのである。

（一九七七）

老人と、人生を生きる意味

編集部の方は何とまたむつかしい題目を与えてくださったことだろう。もっとも今までに「老人と生きがい」というようなテーマを提案されたことがないわけではない。でもここ十年あまり生きがいということばがいかにも軽々しく世にはびこるようになってから、このことばにアレルギーができてしまったらしく、これに接するたびにビクッとするようになっていた。

まるでそのことを先刻ご承知かのように、編集部の方は「人生を生きる意義」と堂々たる正攻法で迫って来られた。さすが深く考えられたものと敬服した。しかしこれは老人にかぎらず人間すべてにとって大問題ではないか。おいそれと答えられる事柄ではない。

それに「老人」というものの定義がむつかしい。何歳から何歳までと区分してみたところで、六十代ですでにやっかいな成人病にかかって人手を借りなければ生活できない人もある。一方には八十代、ときには九十代でも元気に自分のことはできるし、まわりの人を助けたり、よろこばせたりすることができる人もある。

かりに編集部からのお手紙にあったように「社会の役に立つ」こと、「自立」すること、「老いてなお社会から人間として認められ、人生に生きがいを感じられる」ことが人生を生きる意義であるとして、老人に焦点をあててみると、ハテとしりごみしたくなるものがそこにある。

というのは世に元気な老人ばかりいるわけではないからである。「美しい老年」のあることを認めるのにやぶさかではないけれども、それとは一見全くかけはなれた光景を医師として私はいくつもみてきた。

美しい老年を生きられる人は生まれつき体質もよく、「運」もよく、一生の間の生きかたも心の持ちかたもすぐれた人であろう。さらにガンだの心臓病だのにみまわれても、それを上手に克服できた人であろう。それはその人の業績でもあろうが、さらに恩恵というべきかと思う。そういう人は老いてもなお心と体をはたらかせ、一生の趣味や仕事をつづけ、社会に益すること目を見はるばかりのこともある。こうした例については多くの紹介と賛辞がよせられており、私がここでことさらに何かを言う必要もない。ただそういう方々に心から敬意を表し、あとから老いていく者たちに大きな励ましを与えていてくださることを感謝するにとどめたい。

だからと言って家庭に、病院に、療養所や養護ホームにねたきりで呻吟する方々のことを忘れたくない。いくつもの例が私のまぶたにはやきついている。たとえば——

らい療養所の病室（これは一般社会でいう「病院」に相当することばである）で背丈の長い、骨太《ほねぶと》の男性老人が個室でねたきりになっている。

若かりしころはさぞ堂々たる美丈夫であったろう。患者仲間の顔役として活躍していたという。ところがらいという病気は死に至る病ではないし、この人の病型は軽く、人にうつす心配もなかったので、八十代後半まで元気そのものであった。

ところが老いが進んでくると、ちょっとしたきっかけで寝込んでしまう。ある冬、流感が療養所にはやったとき、この人は肺炎になってしまって、抗生物質は効いたらしいのだが、すっかり弱りこんで起きあがれなくなってしまった。すべてを看護婦さんたちの世話にたよらなければならなくなったとき、それまで完全に自立していただけに、つらかったことだろう。でもいらいらもせず、卑屈にもならず「すみません。ありがとうございます」と素直に姿勢をきりかえたのは、みごとであった。排泄の世話まで人手を借りなければならなくなっても、この態度は変わらなかった。ある種の諦観をそこに感じて、その感激をカルテに記した若い医師がいたくらいである。

医療者を照らす灯

おじいさんのベッドの上の白壁には大きなまるい紙がはりつけてあって、中心点から放射線状に二十四時間を示す数字と線が書いてあった。各時間はさらに二十分ごとにもう少し薄く、細い線で書かれてあって、二十分経つごとに三人の若い看護婦さんがへやに入ってきて、三人がかりでおじいさんのからだの位置をずらせていた。何しろ重いからだである。そしてねまきをまくって、今までシーツにふれていた背中の部分をアルコール綿でごしごしこする。とこずれを防ぐ処置である。

こすりながら看護婦さんたちは明るい声で話しかける。

「おじいちゃん、今日は少しむし暑いわね、どう、具合は」

「うん、うん、ありがとう」

「海からいい風が吹いているわ、窓をあけておきましょうね」

「うん、うん、すみません」

「じゃ元気でね、また来るからね」

看護婦さんたちは小鳥がとんで行くようにへやから去って行く、ひとり残されたおじいさんのあたまに去来するものは何であろう。時々訪ねて行くと、ほほえみをたたえてぽつり、ぽつり、遠いふるさとの話をしてくれる。そこで彼は漁夫をして一家を支え、波と風を相手に奮闘していたという。しかし、らいになってからはこの療養所に入り、身内の者と再会したことはない。行方不明ということになっているからだ。

彼の明るさ、おだやかさ、決してぐちをこぼさず、いつも感謝の気持ちをあらわしていることに、若い同僚の医師は感激のことばをカルテに記していた。

看護婦さんたちもこの人のへやに来るのがたのしみらしかった。ともすれば暗いことの多い療養所で、この人は医療者たちを照らす灯のような存在の意味を発揮していたと思う。ところが老衰が加わるにつれて彼の意識はくもってきて、口もきけず、人の言うこともわからなくなってしまった。彼のすることといえば時々大声で唸ることだけであった。それは尿や便をもよおした時や失禁したときが多いようであったが、手不足の看護婦さんたちには声が聞こえないことがあり、そうすると唸りはさらに大きく激しくなる。この人が亡くなるまで彼も苦しみ、医療者も苦しんだことは言うまでもない。

これはほんの一例にすぎない。夜間海辺を徘徊したり、ベッドの中に狸が入っていると言ってさわいだりする例がいくつもあった。おじいさんの場合は最もらくな例の一つであったと言えるかもしれない。

果たしてこんな状況になっても人間に生きる意味があるのだろうか、という重い問いが投げかけられる。美しい老年、ということばを聞くたびに心の片隅で「でも……」という疑問符が湧きあがるのは、右のような例をあまりにも多く見てきたためにちがいない。

人間を越えるものへの委ね

このように意識が混濁した人が自分で生きがいを感じることは、まずありえないであろう。彼はもはや「あえぐ生命の一単位」にすぎなくなり、混沌とした意識は重くるしい苦痛の感覚でみたされているように見える。彼を人間として認め、その存在意義を肯定するには、私たち人間全体の生きる意義を考える上で大きな転換、思い切った飛躍をする必要があるのではなかろうか。

そもそも人間は社会に役立たなければ生きている意義がないのであろうか。「自立」や生きがいを感じること、他人から人間として認められること、が人間の生きる意義に絶対に欠かせない条件なのだろうか。もしそうならば、この基準からおちこぼれる人は老人に限らず、いくらもありそうだ。心身を病む人びと、持って生まれた性格や悪い環境のために生きている意味を自分も感じられず、他人も認めにくい人びとというものは少なからずあるものなのだ。それを精神科では知らされる。

しかし、どんな人間であろうとも自ら望んで生まれてきたわけではない。生まれさせられ、生かされて来たのだ。そこに人間を超えたものの配慮がはたらいていると考えられはしないだろうか。偶然とかまわりあわせとか言ってみても、それはただ視点のちがい、表現のちがいにすぎない。私たちが生まれおちたとき、たとえ順境のもとであっても自らすぐ生きがいを感じたわけではなく、まず両親が私たちの存在を喜んでくれたことであろう。そしてもし少しでもものを深く感じる両親であったならば、「この子をさずかった」ことを感謝することであろう。「さずかった」とはだれからの贈物であろうか。「子はさずかりもの」という昔からの日本の表現を大切にしたい。そこには日本人が本能的に一人の人間の誕生にひそむ神秘に対して抱いた畏れと感謝の心があらわされている。

自然科学がどんなに発達してもある特定の人間が生まれることの神秘を完全に説明しきれたわけではない。もし人間を超えたものの配剤によって私たちが生まれてきたとするならば、私たちの生の意義は何よりも人間以上の次元で認められたのではなかろうか。その意義が何であるかを一生かかって探求し、これと思われるものを実現しようと努めていくのが私たちの生きる意味の、少なくとも一部であると思う。

とは言え、人生のごく初期と最終期には、この探求と実現に必要な意識も力も与えられないことが多い。乳児の無心なほほえみが人を喜ばすことはあっても、老いの極まるとき、自他ともに苦しむ可能性のあることに目をつぶるわけにはいかない。しかし、悠久な時間の中で、人が生まれ、やがて死ぬまでの時間は一瞬にすぎないとも言える。ほんのわずかな時差で人間はみな老い、死に行く存在なのだ。意識がはっきりしているうちに、私たちを支える「人間を超えるもの」に思いをひそめ、信頼をもってすべての価値観を委ねたいものだ。

（一九七八）

沈黙の意味

自分の幼時体験から一般論をひき出すのは少々うたがわしい点があるが、きちんとした理論は本講座で先生がたが充分語られると思うので、あえて宗教的情操をつちかってくれたものと考えられる二、三の思い出をつづって見る。

私は小学校四年生の一学期から中学一年までの時期をスイスのジュネーヴで暮した。「スイスものがたり」というのをずっと前にひそかに書いてみたほど、この長くもない年月の内容は大きく、その影響も一生つづいたと思われるのだが、ここではとくに「沈黙」ということをとりあげてみたい。

一家そろっての渡欧であったが、親も子どもたちもジュネーヴで話されているフランス語をひとことも知らなかった。それなのに、当地へ着くや否や私たち姉妹は初め二人、のちには末妹まで入れて三人、いきなり「ルソー教育研究所」（ピアジェ所長）付属小学校に入れられてしまった。その学校が私どもの家から歩いてすぐのところにあったためであろうか。それとももう少し深い意味でどなたかが両親にそこを推薦して下さったのだろうか。それは全く知らない。

寺子屋とよぶにふさわしいこの学校のことをいつか新聞に書いたことがあるから、くりかえしはやめよう。この学校は二つの部屋しかなく、一つは小学校、もう一つは幼稚園であった。この幼稚園のほうのことをまだ書いたことはないが、よちよち歩きの末妹がここに通うようになってから、長女の私は妹がどうしているかが気になって、時どきその部屋をのぞいた。

幼稚園の先生はまだ若い、美しい女の方だったが、教育方法について確固たる方針を持っておられるらしく、いつ見てもキビキビと明るく幼児たちに接しておられた。とくに印象に残っている光景は、妹とその友人たちがフレーベルの恩物《おんぶつ》――とのちになって思い当ったのだが――を使っていろいろなものを作っているところや、時によると全員丸く輪になって腰かけ、目をつむり、小さな手を組み合わせてじっと何も言わずにいる場面であった。何分ぐらいのことだったろうか、何一つことばも叫びも動きもないこの時間は全くのおどろきであった。妹にきくと毎日そういう時間があるのだという。しばらくすると先生の合図があって、またいつものワイワイガヤガヤが始まる。

どういう意味であの「沈黙の時間」が設けられていたのか、ついに私は知らずじまいであった。しかし、のちにルソーの『エミール』を女子大生たちとともに読んでみてルソーの宗教論を知り、もしかするとあの沈黙は宗教教育のはじまりだったのかも知れないと思うようになった。少なくとも私はその「時間」にぶつかると、何か人間を超えた存在、人間をとりまく無限の世界のようなものを感じとって、そうっとその部屋の戸をしめ、しばらくは自分も眼を閉じて、じっと立っているのであった。

ちなみにこの幼稚園には末妹のごく親しい友として、もう一人の日本人の幼児、川西瑞夫《みずお》君が在学していた。彼はのちにすばらしくあたまのいい、しかも信仰の深い青年に育ったが、惜しくもチフスのため若くして亡くなった。故三谷隆正先生の令甥にあたる方である。彼の記念文集『みつばさのかげに』が一九六五年、みすず書房から出版された。この幼時の「沈黙体験」が彼の青年期のすぐれた人格形成に何らかの影響を及ぼしたのではないか、と私はずっと思ってきたが、彼にそのことをたしかめなかったことが悔やまれる。

中学校へ進学してからも、もう一つ沈黙の思い出がある。あるとき、母が私をジュネーヴの古い地域の古い建物の中へ連れて行った。質素なへやに木のベンチが並べられていて、そこに男女の大人が十何人かひっそりと腰かけている。こちらが行ってもだれひとり見むきもせず、あいさつもしない。何が何やらわからずに私も母のとなりでじっとしていた。ごくたまにだれかが立って短い話をしたが、その内容は私の幼いあたまにはよくわからなかった。

この沈黙は三十分間か一時間かすると、だれかの合図で終りを告げた。すると地味な身なりのおじさん、おばさんたちが母にむかってニコニコ語りかけ、私のあたまを撫でてくれた。これがクェーカーの「沈黙礼拝」であることを、ずっとのちになって知った。だから青年後期に留学して、しばらくフィラデルフィア郊外の大学寮で毎朝この礼拝をしたときには、もうずっと昔からしていたことの続きのようななつかしさにホッとした。

なぜ「ホッとした」かといえば、スイスから帰国して以来青年前期まで、私はじつに多弁な宗教の世界でもみくしゃになっていたからである。何宗とは言わないでおこう。ただ現在、まさに晩年になって思うのは、宗教はあまり多弁でないほうがいいのではないか、ということである。ことばでは伝達できないものが世界にはある。人間以上のものに対する畏敬の念も、むしろ沈黙の中で育つのではなかろうか。

私の母はべつに篤信の人であったわけではないが、幼いころ、私が何か悪いことをすると、ただ一言「神さまが見ていらっしゃるよ」と言ったものだ。百万のこごとよりも私にはこたえ、ただただ参ってしまうのであった。

「多弁な宗教」のほうでは、じつにおびただしい「みことば」を暗唱させられたり、多くの教義をたたき込まれ、また宗派の分裂や論争に接した。これはまさにことばの氾濫であったが、結論として私が得たものはむしろ懐疑の念で、これはいまだに心のどこかにひそんでいて、悪くも作用しているのだろうが、多くの宗教への度外れな寛容をもたらしているらしい。つまり、ことばや形式への不信と、それらを通してうかがえる中身への敬意と言ったらよいであろうか。

後年、自ら病んだ年月に私を支えてくれたものはことばではなく、沈黙と、そして音楽であった。またさらに、病む人たちの療園で働いた十五年ちかくの間、さまざまな宗教、宗派、あるいは無宗教の日本の底辺の人たちと少しでも心を通じさせてくれたものは、こうした過去から得た「沈黙の宗教」であったと思っている。

沈黙にも内容ゆたかなものと、内容の貧しいものとがあるにちがいない。沈黙がゆたかであるためにはその背景として、ことばや行動を通しての教育や人びととの交わりが必要なのであろう。こういう日常のいとなみの中に沈黙の時間を何らかの形で確保したい、というのが私の願いである。おそらくそれは人間にとって自然に必要とされてきたものではなかろうか。祈り、瞑想、坐禅など、いろいろな形式で人類の過去に存在したものが、科学の時代になったからと言って不用となるわけはない。人間の精神には、どこの国のことばをもってしても覆いつくしえない広く深い次元があり、できればそれを青年期までに子どもに垣間見させてやりたいと思う。

沈黙の効果として、とくにある宗教にこることを私は考えていない。ただ、人間の限界を知ることによる謙虚さ、弱い人間同士としての他人への思いやり、老や死をひかえた人生へのみかた、さらには想像力による無限の宇宙への飛翔など、——要するに青年期に確立するのが最も望ましい価値観、人生観の基礎をつくる上での効果を言いたいのである。

（一九七九）

医師が患者になるとき

一九七三年の秋および一九七四年の秋に約一ヵ月半ずつ入院生活を送ってみて、いろいろなことを考えさせられた。病気は心臓血管系のものだったので、私の専攻する精神医学関係の事柄とはやや離れた経験が多かったが、重複するところもかなりあった。それに広い意味では医師対患者、看護婦対患者の問題は精神医学に属するものと言ってもよいのであろう。なるべく患者らしくおとなしくしていようと心がけながらも、私の心の眼は毎日あらゆるものに対して深甚の興味をもって注がれていた。患者としての自分。医師を患者に持つ医師の立場のむつかしさ。そして看護婦さんという存在が患者にとってどういう意味を持つか、ということ。——こうしたことを常に考え続けさせられた。その一端をここに記してみよう。

患者としての医師

患者としての医師はかなりやっかいな存在だろうと思う。第一に自分にとってやっかいである。というのは、なまじっか少し医学知識があるばかりに、いろいろな処置や仕組みに対して心ひそかに批判的であったり、またひとり先まわりや、からまわりをして、よけいなことを心配したりするからである。第二には医師にとってやっかいな存在である。いろいろ薬のことや処置のことについてせんさくされるのは、迷惑にちがいない。第三に、看護婦さんにとってもこれは同じことであろう。

以上のことが初めから頭にあったから、できる限り自分が医師であるという意識を捨てようと私は努めた。でも医師たちは、日本のふしぎな慣習に従って、私を「先生」と呼んだ。これには当惑したが、看護婦さんたちが全部「さん」づけで呼んでくださったのには救われる思いがした。たとえ医師でも、病んでいる時は単なる病める人間——患者でしかないのだから、他の患者と同じように扱ってもらうほうが気が楽なのを発見した。

とはいえ、私が二度も入院した病院では、受け持ち医が患者たる医師になんでもざっくばらんに医学的なことを説明してくださるので、わざわざせんさくしなくても信頼感が持てた。大学病院を意識的に避けて、この財団法人による総合病院に、医師たちが好んで入院しているのは、ここの医師たちのこういう態度によるところが多いのだろう。また、後で述べるように、看護婦さんや事務系統の人びとがつくっている開放的であたたかいふんい気によるところがもちろん大きいと思われる。

自分がベッドに横たわる身になってみると、医師は何よりもまず、過去における医師としての自分が反省させられる。また病院というものの在り方についても管理的な面からでなく、患者の立場から考えさせられる。しかし、本稿ではなるべく話を看護の方にしぼっていこう。

患者となってみて、あらためて看護婦というものについて考えさせられたことを述べてみよう。

看護婦の人数と患者

同じ病院に一年おいて入院してみて、まず感じたのは前年よりもケアの手が細かく行き届いている、ということだった。聞いてみると、付属高等看護学院の卒業生の定着率がよくなっているという。今どき珍しいことではなかろうか。そのわけをまず考えてみた。

一つは病院の地理的環境がよく、閑静な山の中腹にありながら、都会への交通の便がいいこと。二つには院内に医師・技術者・事務関係の人びとなどが十分そろっていて、人間関係がよく、看護婦さんたちも尊重されて、のびのびと働けるふんい気があること。三つには病院側が率先して医療改善の努力をし、患者の言い分も考慮に入れていく姿勢を持っていること、などが考えられる。このどれも正反対のところで働いてきた私にとっては、すべてが驚きであった。

この病院が積極的な姿勢で患者のためによい病院をつくりあげようとしていることは、各病棟の患者用のロビーに投書箱が置かれ、患者が無記名でなんでも意見や希望を書いた紙を投入できるようになっていることからもうかがわれた。長い伝統を持つ病院なのに、伝統の上にあぐらをかいてしまわないところに感心した。また医療スタッフの平均年齢が若く、副院長や総婦長なども元気潑らつとしたかたたちであるのが私には珍しく、頼もしく感じられた。

以上のような要素がそろっているからこそ、この病院が患者にとっても、看護婦さんにとっても魅力あるものとなっているのだろう。それは医師たちにとっても同じことで、この病院には優れた医師たちが十分そろっていた。私の過去の職場のことを考えると、ため息が出るようだった。

十分に看護婦の人数があるためであろう。彼女たちは少しもせかせかせず、ほほえみをたたえる心のゆとりがあった。看護婦不足が医療における悪循環を生むとすれば、これは善い循環ともいうべきものなのだろう。散歩の時に見る看護学院は、それほど立派な建物ではなかったけれども、そこで行われている教育も、よいのにちがいない。患者の身では見学するわけにもいかず、あれこれ想像してみるだけだった。

看護婦の生活と患者

現在の医学教育ではどうなっているのか知らないが、私が医学生のころは、看護ということについて、何も学ぶことなく卒業してしまった。しかも、卒業して大学病院づとめをするようになると、すぐ母校の看護婦養成所のようなところで教えさせられたし、その後、国立療養所では約十五年ぐらい看護学院で教えた。考えると顔が赤くなってくる。看護婦さんたちの世界、その生活について、医師は、少なくとも私は、あまりにも観念的にしか知らなさすぎるのではなかろうか。これが患者になってみての反省の一つであった。

もちろん、私も当直医として夜勤の看護婦さんと行動をともにしたことがあるから、三交代制その他の制度を知らないわけではない。ただ、そういう諸制度が看護婦、ひいては患者にどういう影響を及ぼすかについてあまり深く考えたことはなかった、と言わなければならない。

夜勤の看護婦さんが二時間ごとに各病床を回ってくる足音を聞いていると、「ごくろうさま」と心から言いたくなった。重い病に臥す者にとって、それがどんなに心強いものであるか、を身をもって知った。ことに酸素テントの中で機械の音にひとりさらされている時、このことを痛感した。

時どき研修のために出張する看護婦さんがある。それを終えて帰ってくると、彼女が新鮮な気分になっているのがよく感じられた。研修制度は、そこで勉強することがらの内容もさることながら、おそらくそれ以上の意味を持っているのだろう。医師たちの学会よりも、看護婦さんの研修会の方が、一層大きな意味を担っているのではなかろうか。

申し送り、という仕組みも患者にとって極めて重大なものであることを知った。患者になると人間は子どももじみるから、自分にとって大切な事柄が適当に申し送られていないと、ひどく心細くなるものだ。

看護婦と患者の人間関係

看護婦も患者もそれぞれ様々の個性を持ち、様々の生活史を持っているから、簡単にいうのは避けなければならない。しかし、患者を大きく分けるならば、重い、致命的な病をわずらっている患者と、軽い、予後のいい病を持つ患者とでは、患者自身の心の状態が違う。当然このことだけでも看護婦と患者の関係は違ってくるだろう。病気が悪い時、患者は苦しがり、無力のどん底にある。呼吸もよくできず、口もきく気がしないような患者もある。こういう時には、患者はいやおうなしに謙虚であるか、少なくともそう見えるだろう。こういう患者に対しては、看護婦さんもおのずから注意深くなり、やさしくなるだろう。ところが、人間とはいい気なもので、病気がよくなってくると、いろいろな、わがままを言ったり、それまで心強く感じられていた看護婦さんの注意が、かえってわずらわしくなったりする。監視の目のもとに置かれているのはいやだ、という心理は回復期にある患者に多かれ少なかれある。たとえ事実は監視でなくとも、そういうふうに患者が感じてしまうのは、そもそも人間はみなプライバシーと自由が欲しい存在であるからなのだろう。

こういう「かってな存在」をみとる人の心は、まさに柔軟体操を強いられるようなもので、患者の状態いかんによって、自分を絶えず調節しなければならないことになる。

もう一つの分けかたは患者の年齢によるものだろう。小児科の病棟へ行ってみると、大人の病人たちのいるところとは全く違ったふんい気がすぐさま感じられる。病む子どもというものは、だれの心にもやさしい気持ちを引き起こす。おそらくここでの看護婦さんの問題は、子どもに付き添う母親たちとの関係をよいものに保っていくことだろう。大人たち、しかも看護婦さんたちより年上の患者が多い内科病棟では、また別のむつかしさがあるにちがいない。自分よりも人生経験の多い人たちが、病気のゆえに子どもじみた無力な状態にある、ということとそれ自体が矛盾にみちた状況といえる。これをどうさばくか。

これが若い看護婦さんたちにとって大きな困難と感じられることは当然だと思う。この事態のさばきかたの一つは、なるべく職業意識に身をよろい、必要最低限の行動や言葉で切り抜けることだろう。たとえば医師が患者になっているときなどは、案外これがさっぱりしていいのかもしれない。しかし、これもあまりに固定的・機械的では困るので、たとえ医師たりとも、ひとり病んでみれば、なんらかの人間的な触れ合いを望むことがあろう。ここでもまた看護婦さんには患者の欲求に対する弾力的な応じ方が求められる。

私のような患者は看護婦さんにとってやりにくい存在だったろうと思うが、私としては一応危機を脱してからは、看護婦さんが職業上の必要以外のところで示してくれる自然な人間らしさが何よりもほほえましく、楽しかった。次にいくつかの思い出をたぐり出してみよう。

ある若い看護婦さんが私の部屋へ来て何かの用事をしながら、突然「ああ、私、今、おじいちゃんのところへ行きたいわ！」と叫んだ。わけを聞くと、彼女の祖父は今ガンの末期にあるので、その看護をしたい、というのであった。これは私が彼女の祖母になれるぐらいの年齢の患者で、しかも医師で、その上病気がもうよくなってきている、という事態からみれば、当然許される「患者への甘え」だったろう。個人的な事情を抱えながら、職業の厳しい要請にこたえている看護の人たちの健気な姿に思いいるのみであった。

またある時は、別の看護婦さんが息をはずませて入って来て、「今日、外人が入院したんですよ。私、うれしいわ、英語の勉強ができて！」という。確かに英語を話す外人かどうか、それでは病棟のロビーでもし出会ったら、それとなく話してみましょう、と私は約束した。幸い、その人はオーストラリア人であったので、看護婦さんはうれしかったらしい。

病気がよくなってきて、そろそろ単調な生活に退屈し始めている患者は多い。また大した苦痛もないのに、結核や腎炎や肝臓障害で長い入院生活をしている人も少なくない。こういう人たちが看護婦さんよりも年配者であったとしても、それはそれでよい。若い、潑らつとした看護婦さんの生命の躍動は、それ自体、患者の生命を励ます力を持っている。だから職業上のルールは守りながら、時どき、それをはみ出すような言動がある方が、患者の生活は楽しくなる。ただし、そこには当然注意すべき、いくつかの限度があるだろう。次に思い浮かぶまま記してみる。

医師は患者をモルモット扱いする、とよく大学病院などで非難されるが、看護婦さんも時どき、研究発表のためのアンケートなどすることがある。私は、まだ呼吸がすぐ苦しくなる状態の時、長いアンケートに直接口で答えさせられて大そう疲れた経験がある。そのときアンケートをしに来た看護婦さんは、よその病院から来た、と言っていたが、いずれにせよ状態の悪い時、研究対象とされるのは患者にとって困ることだ。もし研究するなら、状態がよくなってきている患者を選ぶべきだろう。

看護婦さんが健康と若さを自然に発揮しているのをみるのは患者にとって確かに心強く、楽しいことだが、そこにもし優越感のようなものが忍び込むと、患者の心は傷つけられるかもしれない。私自身は幸い、そういう経験は味わわなかったが、過去の臨床経験の中で、時どき自分をも含めて、そういう反省をしたことがある。弱者に対する強者の優越感というものは医療の場では極めて起こりやすいことで、しかも強者自身は案外気づいていないことが多いのではなかろうか。医療者も一度病人という弱者になってみるのが一ばん手っ取り早く、このことに気づく道かもしれないが、みんなにこの道をとられても困る。だから唯一の可能な道は「自分もまた病みうる者だ」「自分もまた死にうる者だ」ということを、絶えず念頭においておくことだろう。

もうひとつ医療者が知らず知らず持ちやすい思いあがりの心は、「患者の心は何もかもよくわかっている」と思い込んでしまうことだろう。たった一人の患者の心でも、ほんとうに知るのはなんとむつかしいことか、このことは自分が患者になってみてはじめて分る。ピント外れの言葉では、患者を当惑させ、時には傷つけるだろう。思いやり、ということも、まず虚心坦懐、つまり先入観を持たずに患者の心を知ろうとする姿勢から生れる必要がある。それには多少時間もかかるだろう。患者が折にふれて示す言動や表情に対する敏感なアンテナのようなものが医療者に備わっていたらよい、と思われる。

患者にとって看護婦とは何か

以上、とりとめもなく述べてきたが、全体を通じて考えてきたのは、患者にとって看護婦がどんなに重要な意味を持つ存在であるか、ということであった。その重要さの内容を検討してみよう。

看護婦は毎日の患者の気分に大きい影響を及ぼす

その影響力は医師よりもはるかに大きい。朝、看護婦さんが病室に入って来る時、晴れやかなほほえみをたたえていると、患者のその日一日が晴れやかなものになる、とさえいえるくらいである。

「ご気分いかがですか」

「はい、おかげさまでたいへんよくなりました」

こんな平凡なやりとりの中にも多くの意味が発見される。患者が「おかげさまで」と言う時、決して単なる社会的、儀礼的な言葉として言っているのではないだろう。看護婦さんの晴れやかなほほえみにさそわれて気分がよくなり、それで「おかげさまで」という言葉が自然に出て来る場合も多いはずだと思う。人間の相互作用とはふしぎなもので、こういう場合、看護婦さんもまた一日の勤めへの励ましを感じるかもしれない。

もちろん看護婦さんも生き身の人間だから、つらいことのある時、晴れやかな顔をしているのはむつかしいだろう。つらいことはだれの身の上にも起ることだから、人生からこれを取り除くことはできない。つらいことがある時、ほほえむにもほほえめない時、看護婦さんは、そういう状態にある自分を突き放してながめ、せめて患者に対して、そのつらい気持ちのとばっちりをこうむらせることのないように努めるしか、しかたがないだろう。

しかし、看護婦泣かせの患者があることも私は過去において度々経験した。泣きながら辞めていく看護婦さんも見てきた。看護婦さんと患者さんの間に立って骨を折ってみたこともある。だから、ただ一方的に看護婦さんにばかりかかってな注文をつける気にはなれない。患者さんの方の態度が看護婦さんの気分を決定的に悪くしてしまうことは十分ありうるのだ。それを知っての上で、あえて上記のことを言ったまでである。

看護婦さんは患者に毎日生きているという実感を与えてくれる

薬を渡しに来たり、検温しに来たり、決まった時間に現われる看護婦さんの姿は、単調な一日に時間的な刻みをつけてくれるだけでも「生存感」を患者に与えてくれるものだ。薬も、体温計も看護婦さんという人間が持って来てくれるからいいのであって、もしこれがすべて機械によるのだったら、それは人間としての生存感を与えるどころか、患者は自分まで機械に組み込まれてしまった、と感じるだろう。

人間は他の人間の存在を必要とし、ことに「人間の顔」の存在を必要とすることは、乳児を観察してみればよく分る。日によって、時間によって、現われ出る看護婦さんが異なっているのもまた患者の日常に変化を与える意味がある。よく学院の生徒が初めて実習に出る時、いかにも自信のなさそうな顔をして患者の部屋に来ることがある。「もっと自信を持っていいのよ、あなたたちは患者のそばに存在するだけでも意味があるのだから」と私は心の中で時どきつぶやいたものだ。

ベテランの看護婦さんは患者の多くの不安を取り除く力を持っている

このことは私がドック式に、ありとあらゆる、と言いたいほどたくさんの検査を受けていたころ特に強く感じた。私自身は医師のはしくれとして、どんなことをされるかは、だいたい知っていたが、見ていると、たとえば胃のX線撮影とか胃カメラ検査室などで、不安のあまりコチコチに体をこわばらせている男の人や、泣いて検査を拒否する老婆などがいた。しかし、そういうところに配属されている看護婦さんは多く中年の、ものやわらかな態度の人たちで、実に上手に、それぞれの患者さんに話しかけ、手をとって助けることによって不安や拒否的態度をほぐしていた。検査する医師や技術者は、こういうとき、ほとんど機械の付属品みたいに患者からは見えるものだ。それだけに看護婦さんの存在は、非人間的な事態に人間らしさを添える力を持っている。

既に述べたことから明らかだと思うが、要するに生き身の患者にとって、医療が自然科学の方向へのみ暴走してしまうことは決して好ましいことではない。これはただ感情的に言っているのではなく、人間というものが心と体の双方を備えている、という事実から出てくる当然の帰結なのだ。心身症などで明らかなように、人間の心の状態は肉体の状態を大きく左右する。体の病気だからといって、ただ物体のように検査され、測定され、機械的に扱われていては、人間の心は憂うつになったり、ひからびてしまったりする。それが体に悪い影響を与え、病気の治癒を遅くすることは十分ありうることだと思う。

コンピューターが発達すれば、医師はいらなくなるんじゃありませんか、と有名な電気メーカーの社長にいつか大まじめで言われたことがある。私は医師がいらなくなるとは思わないが、それ以上に、看護婦の存在はいつまでも必要とされると思う。

新しい医療設備や機械により、看護婦さんのエネルギー消耗が少なくなることは結構だが、看護婦さんたちまで「機械の付属品」のような存在になってしまっては、人間に対する医療はありえなくなるだろう。新しい設備や装置や器械はよく使いこなす必要があるが、それによって省けるエネルギーは、あくまで看護婦さんの「人間らしさ」を保つために用いて欲しい。看護婦さんこそ医療における人間らしさの最後のとりでである、とさえ私は思う。

（一九七五）

対談・病める人と病まぬ人（神谷美恵子・外口玉子）

それはとくべつに暑い夏であったように思う。何の用であったか、私は舎の玄関に立ち、胸をつかれて棒立ちになってしまった。それまではいつでも杖にすがって微笑をたたえている彼にしか接したことはなかったのだが、今見る彼は玄関のあがりぎわの廊下のところに肌着一枚でうつ伏せにぶったおれている。まるで瀕死の状態のようにあえいでいる。

「どうなさったのですか」

声をかけると彼はゆっくりと顔をあげた。ひどく苦しげな、そして間の悪そうな表情で何も言わない。何も言えないのだ。むしろ帰ってくれと言われているようであった。

「ごめんなさい。つい失礼してしまって」そう言って立ち去るとき、何かあの苦しみを和らげる方法はなかったろうか、という自問と同時に、見てはならないところを見てしまったようなうしろめたさを感じていた。

この詩人は結節らいを患っていたのだが、この病型の人にとって夏は残酷な季節である。結節のために汗腺がふさがって発汗が充分できないため、灼熱地獄の責苦にさいなまれる人がかなりある。おそらくこの詩人もそういう状態であったのだろう。

（神谷美恵子「心に残る人々」より）

この神谷先生の文章の一節にふれたときも、私はこれと似た体験を味わった看護場面が瞬間的に幾重にも交差して浮かんできたのを覚えています。この「ごめんなさい、つい失礼してしまって」という言葉に先生の息づかいさえもが伝わってくるように思いました。そして、その場に居合わせてしまったときに後ろめたさを感じる力や、その場をそっと去ることのできる力をうらやましくも思いました。

その反面、看護婦である私はそんなとき、そっと去れるだろうか、もしかして途方にくれながらそこにいることしかできないのではないか、あるいは、なんとか苦しさを和らげようとして、冷たいオシボリをもってきて冷やしたり、かがみ込んで背中を支えたりするのに夢中になってしまって、自分がそこにいることが相手に迷惑なことだなんて考え直すゆとりなどもないかもしれない、とも思いました。

こんな疑問をもちながら、神谷先生との対談にのぞんだのでした。

（外口玉子）

一人の心を分かりたい

外口　先生が今一番関心をもたれていることは、どういうことなのでしょうか。

神谷　精神医療そのものが今ゆれているから、ここ数年来、精神医療の歴史を書こうと思っていたのですが、自分がどの立場で書いたらいいか、分からなくなりました。もう少し様子を見なければと思います。

それで今、あるたった一人の精神病者の心を分かりたいと思って一生懸命になっています。でも難しいなあ、たった一人の人でも分かるなんて。私は昔から迷信のように思っているんですが、たった一人の人間でも分かることができれば何かが始まるという気がするんだけど……。

外口　その一人の人とのことが軸になって、つまり通じたという実感がもてればそれが軸になって他の人に近づいていける力となるのでは、ということでしょうか。

神谷　ところがそんなことは望めないということが分かりました。でもできるだけどこまで探れるか、それをいろんな方向から見ているんですけど、ほんとに分かりたいですけどね。

外口　いろんな方向とは、いったいどのような方向なんでしょうか。私など他の看護婦と話すとき、「こんな場合にこんなことに気付かされたんだけど、そんなことがありますか」と聞いていって通じ合えることがあります。つまり自分の体験を軸にして、他の人の体験を引き出して、初めて他の看護婦と話し合えるということがあるんです。

それは患者との場合も同じで、自分がその患者に経験したことを媒体にして入っていくことが出発点なんじゃないでしょうか。

神谷　いろんな方向から見なくちゃいけないということはいつも思っているんですけど。例えば一つには、本人が自分をどう見ているか、また配偶者がいれば配偶者がどう見ているか、また全くの他人がどう見ているか、そして医学的に治療者としてどう見ているか、とか視点はいくつもありますが……。

あんまり簡単に治療者だけが医学的にスパッスパッと切ってしまうことに、このごろとても抵抗を感じているんです。病気のレッテルだけはって、これはその症状だなんとかいってシャッシャッとやって、それでもう分かったつもりになるなんて、これはもう一種の冒とくじゃないかという気がして。
　恐らく看護婦さんの視点というのもあるでしょうね。医者の視点よりずっと大事でしょう。内科の病気で、自分自身が入院していたとき、つくづくそう思いました。精神病理学は医者よりも、看護婦さんの手でつくられるべきではないか、とさえ思います。

外口　看護婦の視点というのをどのようにとらえておられますか。

神谷　なにしろ日常会う回数が多いでしょう。

外口　会うという感じでなくて、在るという感じですね。それからいろんな場で会っているから、その患者の全体的なイメージがなんとなく印象づけられていて、何かあったときなどいつもとは違うな、という感じがまずあって、それからいろんなことが分かり始めていくという有り様のようなんですが……。

神谷　医者というのは患者さんに対して一種の権威を持っているでしょう。だから医者と話すときは患者さんは少しかたくなって、普段とは違ってくるでしょう。でも看護婦さんとの場合はそんなにかたくなりませんね。

外口　先生もその医者ですね。すると先生は医者なのにそういう医者の権威をもってやっていないのですか。

神谷　私はもともと権威が身につかないように思いますし、家族のように毎日毎日会っていると患者さんと間を置いて見ることはできないけれども、私などは昔は、間を置いて見ていたからこそ新鮮に見ることができたんじゃないでしょうか。

外口　それはのめり込まないということでしょうか。

神谷　毎日毎日会っていると、感受性が摩滅すると思うのですが、そういうことがないからでしょう。

外口　いろいろな立場に自分をおいて考えられるからでしょうか。一つの立場からの見方に決着をつけないで、あいまいにしておける力は何なのでしょうか。

神谷　人間は分かりきれないから。だって自分でも自分がすっかりは分からないですものね。

外口　みんなそう思っていても、自分でも分からないものを分かると思ってしまうことがありますね。そこをどう気がついていけばいいのかが問題なんですけど……。

　看護婦の場合、それに気がついていれば、いつも会っていることが強みになってくるんでしょうけど、かえって弱みになってしまいやすいように思いますね。慣れて摩滅しちゃいやすいのかしら。看護行為そのものは、日常的なことだからつい慣れやすく、気づきづらい仕事なのかもしれない。

神谷　自己対自己という、そういう次元が必要なんでしょうね。普通にただ生きているならいざしらず、こういう仕事をしている人にとってはね。

どういう人に遭遇するか

外口　先生は健康な者と患者との間にある「壁」みたいなものをいつも思っているということをお聞きしましたが、それにどう直面し、認識していらっしゃるのか……。

神谷　『生きがいについて』（みすず書房、一九六六年）を書いたときだってその壁を感じていたわけですけど、あれは三分の一から四分の一ぐらいの分量を削っちゃったから、味もそっけも無くなっちゃったということがひとつはあるんじゃないでしょうか。

それからもちろん、私自身は年数を重ねるごとにその壁の意識が強くなったということもあるんじゃないかと思いますけど、患者さん自身から、分かっちゃいないっていうことを言われますね。自分が患ってみなければあんなこと分かりませんよね。

外口　患者さんから、そういうようなことを言われたりすることがあったと言われましたけど、患者の立場に自分をおけないんだということを、どんなふうに体験し、認識していくかということが看護婦の場合にはとても難しいところなんですが……。

神谷　結局、看護婦さんだっていろんな人でしょう。一律に何とかって処方せんはないですね。看護婦さんが持っている心の深みみたいなものじゃないでしょうか。

だから看護教育というのは、医学教育だってそうですけど、技術的な教育だけではだめで、人間としての深まりというものが必要じゃないでしょうか。

それを若い人がいきなり持つことはできないから、段々に患者さんと交わりながら、患者さんに教えられていけばいいのじゃないでしょうか。

外口　その教えられるということなんですが、先生の中でそれがどんなふうに蓄積させられてきたのかについて是非……。持って生まれた感受性みたいなものと言われると困るんですけど……。

神谷　どういう人に遭遇するかということにもよりますね。だから、いろいろな患者に接するたびにこれは新しい勉強だと思うのが当たり前じゃあないでしょうか。

一人一人違うんだし、違うっていうことを医者だってもちろん知っているけれども、看護婦さんのように、そんなに深く知る機会がないわけですね、あんなにこま切れ時間で幾人も幾人ものところをぐるぐる回って。

科学的な割り切り方をしなくちゃと言って、この病気は何とか何とか言って、それで時々何か精神的にはありませんかなんて、急にぱっと言われたって、こちらは、何もあんまり言う気しないでしょう。

ただこのような看護婦さんに会ったんです。私が最近入院したときの経験ですが、良くなっていよいよ退院というときになって、言った言葉があるんです。「いよいよ退院でよかったですねえ。だけど、これから寒さに向かいますから危ないですねえ。私の父が心筋梗塞でやっぱり死にました」そう言ったんです。まあうっかりすれば死ぬ病気だってことはこっちは百も知っているけど、あまりそれは言うべきことじゃないでしょうね。

患者は考えようによってはそれですごく希望を失っちゃうことってあるんじゃないでしょうか。

外口　看護婦自身が主観的に感じとった本音みたいなものをどう大事にするかという問題なんですが、それが自分の本音だということを知ることと、それをどうやって乗り越えるかということにつながっていくのでしょうが、患者との体験を振り返ったり、あとで体験を自分なりに向かい合っていく場をもつことが必須だと思うんです。その作業なしにこうでなければならないと規定されてしまうとなると本音が出なくなってしまうことになるし……。

自分に対して距離をもつ

神谷　でも看護婦さんてむずかしいと思いますね。患者は看護婦さんに甘えるけど、看護婦さんも患者に甘えるってことあるんですねえ。

あるときに若い看護婦さんが私の前で「ああおじいさんのところへ行きたいなあ」と言い出したんです。おじいさんが今ガンで死にかけているから、こんな所に居るよりおじいさんの看護しに行きたいって言ったんですよ。それで私はすっかり同情しちゃったんですが、そういう自分の個人的な悩みをあくまで秘めとかなきゃならないってことは、つらいことですね、看護婦さんは。

外口　恐らく医者の場合は、ひとつのフレームワークをもっているから患者との距離を保って出会うという職業的な知恵みたいなものを持ってきたと思うのですが、看護の場合には、日常性というか、自分が健康であったら無意識にやっているようなところで患者と出会ってしまう……。

神谷　そう、私が年寄りで、医師ということも知ってか甘えられる相手だと思ったのかもしれないけど、人間っていうのは職業に従事するときは、医療は一番そうだと思うけど、自分に対してある距離を持つということがまず必要ですね。

外口　自分に対する距離というものですね。今の看護婦の場合だったら具体的にはどういうことに……。

神谷　例えば、今自分のおじいさんが心配で、そこへ行きたいというのにうそはないと思うのですが、それをこういうふうに発散する場ではないわけでしょう。だから距離をおいて自分の気持ちをながめられれば、あそこで発散しないですむ……。

外口　その距離を持つ、相手と向かい合っている自分との距離をもつということの意味ですけど、それは医療者として何か相手に役立つものとしての自負みたいなものがあって、それで支えられて初めて自分なりにその時々にかかわっていけるということなのでしょうか。

神谷　ええ、これはあらゆる職業に従事する場合にそうじゃないでしょうか。だれだって、どんな人間だって、生身の人間で、日によっては気分の悪いときもあろうし、身内の者がどうかしているときもあろうけど、よほどのことがない限りは職場では心配ごとでもおさえてやっているわけでしょう、みんな。職業人というものはそういう一種の厳しさがありますねえ。

便宜上ある医学の枠

外口　分からないものなんだということが分かったというような体験について、先生にとってとても印象的な経験を聞かせてくださいませんか。

神谷　陳旧分裂病といえる患者さんと外に二人ぐらいいる部屋で、その分裂病以外の人と話をしていたときでした。分裂病の人はもう何年も自分から絶対に物を言わない人で、どうしようもないという感じを受けていたんです。それで、その隣の人と話していたんです。その話し相手の人が「自分の苦しみは絶対に他人には分からないもんだ」と言ったんです。私が「そうね、ほんとに分からないもんね」と言ったら「そうだ、絶対に分からないもんだ」とそのいつも黙りきった人が突然はっきりと、それこそ力強い声ではっきりと言ったんです。私ギョッとしました。

ああこの人はみんな話を聞いて分かっていたんだ。普段なんとなく存在がないように感じられる人だったんです。いつでもおんなじに関節をグルグル回している人だったんです。それこそ十何年もそうしていた人だったんですが……。だからそれ以来、ほんとに私はどんな人を見ても、その人はみんな分かっているんだという気持ちを持たなくちゃと、一番それを教えられたような感じがします。

外口　その人にとっては、ちょうどそのとき自分の気持ちとぴったりした言葉に出会って思わず発したのかもしれませんね。

神谷　何十年もものを言わなかったのに、ほんとにびっくりしたんです。

頭ではそういうことはあり得るとは分かっていたし、だれでも言っているんですが、実感としてそのとき分かったんです。

外口　『極限のひと』（ルガール社、一九七三年）の中には、神谷先生のセンスみたいなものがほうふつとしていると思ったんですが、あそこで見てはならないものを見てしまって失礼してしまってと言って、ひき返された……。

神谷　そうですね。そういうことはよくありませんね。人間の心にそうズケズケ入るもんではないんですね。ところが精神科というものは、それについ入り込んでしまいがちなところなんです。

外口　私たち看護婦だったら、そこで苦しそうにしていたら、何もできないとしてもオロオロしながらも、そこにいるようにも思えたんですけど。

神谷　何かしたいと思ったけれど、これはむしろ何もしないほうがいいんじゃないかとあのときは思ったんです。

　でも看護婦さんは実際いろいろと技術をもっているでしょう。だから……。

外口　だからでしょうか。そうだとしたら技術というのは怖いですね。

神谷　でももし苦しみを和らげられるならしたほうがいいんじゃないでしょうか、やっぱり。ただあの場は医療の場から遠く離れた一般舎だったし、その人が詩人でいろんな意味で人々の尊敬を集めている人だったんです。もちろん、そういうことがあっても、人間だからつらいときはつらいにきまっている。でもそういう姿を見られたくなかったんだろうと私は思って。

外口　先生は医学のオリエンテーションを受けているのに、その枠をはずして、そのままを受けとめようとする……。それはなんでしょうか。その瞬間瞬間の実感のほうが先行して枠がフッと消えるといえるようなものなんでしょうか。感受性が豊かでそのときの実感・印象が強いからなんでしょうか。

神谷　医の枠というのは、便宜上ですね。整理するためにのみあるし、暫定的なものと思っています。東大や大阪大あたりでおそわったことは大体忘れてしまっていますね。決定的なものと思っていないから、とらわれていないのでしょうね。医学だけでなく、私いろいろやってきたから。例えば心理学とかギリシア文学なんかも。だから医学の中で偉い地位についたこともなく、弟子なんかもいないから何でもハミ出してやってこられたのでしょう。

　津田塾でもハミ出しっ子だったし、医学でもハミ出してきて、いつもそこにじっとしていられなかったんです。いつも医学の中のいろいろなことを変だ変だと心の中で思っていました。

外口　ハミ出さざるを得ない力、その力を持ち続けてこられたというのは、自分の触覚みたいなものに触れたことを大事にしてつきつめていく力、相手との実感を大切にして、そこに自分を最大限おいてみることができる力といえるようなものなんでしょうか。

看護の場合、先生が今言われたような暫定的なものといえるような大ざっぱな枠組みすらはっきりできていない現状だと思うんですが。だから不安定で、看護婦の個人差が前に出やすい。媒介物がないし……相手との距離の保ち方がとても難しい。

そこでどうしても、「こうしちゃいけない」「ああしてはいけない」「こうあるべきである」とかいうかたちでも訓練が手っ取り早い、ということになってしまうんじゃないかと思っているんですけど。

負い目をどう意識化するか

神谷　愛生園で長い間診療に携わっていましたけど、らいの世界は特殊ですね。患者さんはらいの療養所しか知りませんから、世界が狭くなっているんじゃないでしょうか。外の世界ではもっとよい医者と看護婦さんがいて、もっとよいケアがなされていると思い込んでいるから、患者さんの医療者に対する恨み、せん望は大きいですね。

外口　他の世界を持てない、つまり比べるものを持てないということは人間にとって大変なことなんでしょうね。自分の位置が分からないから、いつもそばにいる健康者である看護婦にそんな自分をぶつけてためしてみたいって思うことが随分あるでしょうね。

神谷　だから看護婦さんは苦労していますね。長年働いている人たちが、一度や二度、皆辞めようと決意したことがあるようですよ。

それだから愛生園にいる人の生活状況を見ていると、子供は持てないということがあるでしょう。それがすごい欲求不満なんですね。だから犬や猫や鳥を飼ったりしている。

私は幸か不幸かとにかく家庭をもって子供をもっています。子供をもつことだって別に楽じゃない、やっぱり苦労は伴うけれども、それでもあの人たちからみれば非常にうらやましいことに違いないから、子供の子の字も言わないという鉄則を自分に課したわけです。

だから家族の話は一切しないということにしたんです。それから社会における自分の生活の話もしませんでした。それがよかったか悪かったか知らないけれども、うっかり話したら非常にうらやましがられたり、ひがまれたりするんじゃないかという恐れを絶えず感じていたんです。

外口　そうすると、私たち医療者は、患者とのいろんなことがあっても、そこで苦しかろうがとにかく引き返す場所が与えられているようなものではないかと……。

だからその引き返す場所、別の世界を持っているということを、できるだけ否定していくようにいわば自分を追いつめておくということから何かが始まるということになるんでしょうか。

神谷　追いつめた、という感じはありませんでしたけれど、患者さんとともにあるとき、自分の生活の外の部分は実際に忘れてしまっていたような気がします。意識が全部その場に集中してしまって。

だから、私が結婚しているのか独身であるのか、子供があるのか無いのか、知らなかった人が沢山いると思いますね。

外口　そうすると、あの先生は家庭をもっている、子供もいるということに一つの負い目みたいなものとして自分に課しておく、つまり、しっかり自分の中においておいたからこそ医療を続けてこられたということでしょうか。

神谷　やっぱりあそこに居ると、済まないと思うんですね。普通の人間としての生活が恵まれているということ自体が負い目になっちゃうんです、あそこに居れば。

外口　その辺なんですね。それぞれがどういうふうに自分の中で、その負い目みたいなものを自分流に意識化していくかということが……。

神谷　主人も愛生園に行ったことが二回ほどあったんですけど、帰宅してから「あそこは不思議なとこだね、あそこへ行って帰ってくるともう普通の生活をしていちゃいけないような気がしてくる」と言うんです。

　私なんかそれをしょっちゅう感じて、帰って来たらしばらくの間普通の生活をしていることが悪いことじゃないかなんて自然に思ってしまって。

外口　それは自分があまり努力の必要もなく持っているものを、持たないで生きようとしている人と直面させられるからでしょうか。

神谷　そうなんですね。あそこの人たちにはあそこしか世界がないんですものね。どこにも気晴らしに行く所もないし、このごろ少しは里帰りとか何かするけれど、気晴らしに行く所がないことはとってもつらいことだと思いますね。

　夫婦者はまだいいですよ、話し合えるから。独り者の人たちの厳しさ、それが都会の中での独り者なら何しようと勝手かもしれないけど、あそこではあんまりたいしたこと何もできないんですよね。別に繁華街があるわけじゃないし、一種の監視下にあるみたいでしょう。医療者が監視しなくても患者同士が互いに監視しているし。
　そのような環境に患者さんはおかれているし、そのような中で私は年中迷い続けていたようなものです。

自分もいつでも病み得る存在

外口　先生は患者さんに踏み込めない、いわば境界線みたいなものを感じとっていらっしゃる……。そこに先生の秘密みたいなものがあるような気がしているんです。引き返す地点を先生流に会得していらっしゃる……。

神谷　自分でも自分がよく分からないのだから、人もそうなのだと思う。そこが言えないし、書けない秘密ですね。

外口　でも看護婦はどうしても入り込みやすいように見えるんです。レインの「行為は体験を消す」という言葉があてはまりすぎるくらい、看護婦は絶えず、そのときに最適な行為を求められているから、そのとき自分が経験していること、感じていること、ハッとしたことを立ちどまって吟味してから判断するよりも、どう振る舞うかに注意がいきやすい。それが「消される」ということのように思えるんですが。

神谷　きっと私は何もしないからできるんですね。何もできないからボンヤリたちどまれるんですね。私は子供の時分から自分の考えに没頭してしまうたちがあったんです。多分におかしいと思うんですが、自分の関心に引きずられてしまうんですね。飛び出す前に考えちゃうんです。

それに愛生園での体験がガッチリ自分に生きているんですね。結局自分もいつでも病み得る存在だということに徹底しなければ、どうしようもないですね。

生かされたいという強い思い

神谷　精神病というのはどう名づけられようといいんですけど、精神病はないと言ったって、病人はいるんですから、とにかくそういう病みがあるということを認めないと本人も家族も救われないですね。病気の種類をどんなに整理してみても、その分類法にあてはまらない人は居るんだし、フランスなんかは、いまだにクレペリンを受け入れてなくて、症状名だけでやっているし。

外口　診断名をつけるのは、治療者にとっては便利だけど、患者にとってはそういう宿命的なレッテルをはられることになる。

神谷　いろいろな見方はあるけれども、ハッキリと限定された理論に依拠して言われると、私なんかビックリしてしまう。

外口　人間については、何かの理論が明らかにされれば理解できることなんか不可能じゃないでしょうか。でも、こうお話をおうかがいしていると、先生はひとつの立場からというよりも、バランスをとりながらものを言っていらっしゃる方なんじゃないかと思いました。

神谷　私は何も分かってないし、偉くなかったし、ちゃんとした大学にいかなかったし、フリーだったからじゃないですか。全然自由でしょ、だれに対しても。精神医学の修業中、一つの大学からもう一つの大学へ移りましたから、患者は同じなのに違う理論でもって対している二つの大学があるのが不思議でしたし、混乱しました。だから自分は、どれが患者にとって有効なのかをもって判断しました。

外口　その二つの大学にあって揺れることができたということが貴重だったのですね。

神谷　私にとっては島に行けたこと、愛生園の患者さんと出会ったことですね。貴重だったのは東京に居なかったことが良かったと思いますね。

　この前、らいの患者さんのある集団が作っている小さな雑誌に神谷特集があって、患者から見た医師ということを知らされました。患者の身になって治療をしてくれた二人の例外の医師のうちの一人に私が入っているのに驚きました。私は患者さんのために何もしなかったのですけれど。

外口　患者さんに近づく上での刃渡りみたいなものができるような何かの心の領域を先生は会得していらっしゃるのではありませんか、バランスのとれた自信のようなもの。

神谷　そんな自信なんかより、自分が生かされたいという思いが強かったからじゃないでしょうか。学生時代にアメリカにいたときも、まだ医学に向かっていないのに「患者が私を待っている」と寝言のように言っていた、と友人が言っていました。

　主人なんかにはとても迷惑をかけました。主人は私とらいとの出会いを宿命だと言っていますが、自分はほんとうに引かれるように、やむにやまれず愛生園に行ってしまったんです。生かされた、生きながらえたという思いで『生きがいについて』を書いたんです。二週間に一度、多くは二、三日ずつの勤務だったから全力を投入できたんですね。

外口　何がそんなに駆り立てたのでしょうか。内的な動機といったようなものを……。

神谷　ともかく患者さんの中に行くとき生き生きして、本当の自分になれる気がしたんです。島に行く前に致命的と考えられる病気だったので、死ぬんだったら……と。一種の終末論的な考えでガンバッたんです。

自分と他人とを確かめ合いたい

外口　先生の著作をお読みしますと、いろいろと文献を引用して、自分の言われるところを様々な立場の人の言葉でおさえていっていますが……。

また先生は、私たちが正面きって言えないような重いこと、口にしたらきざになるようなことを、例えば〝生きがいについて〟や〝人間について〟などというようなテーマを設定して書かれていらっしゃったわけですが、そこに言いきらないという先生の持ち味があり、それで救われているという気がしているんですが……。

神谷　自分の頭がカラッポだからでしょう。エッセイのように書き流せないからですよ。自分の考え方と他の人の考え方とを確かめ合いたいわけです。オリジナリティがないからでしょう。

幼いときから、いろいろと人間について考えざるを得ないような家庭環境に育ったから、そういうことについても考えてきたということなのでしょうね。

小さいときから、いろいろ周囲から荷を負わされることも少なくなかったのですけれど、自分のしたいことは結局は必ずしてきたようです。でも医者になること一つをとってみても、さんざん迷ったあげくなったのですが、今までの迷ってきたエネルギーがあとになって放電したのかもしれませんね。

外口　どうもありがとうございました。

（一九七四）

第二部

限界状況における人間の存在
――癩療養所における一妄想症例の人間学的分析

一生のあいだに人間はさまざまな状況に直面するが、時には極度の逆境におちいり、これを避けることも操作することも変えることもできないような、せっぱつまった事態にみまわれることもある。こうした逆境は人間のまえにきびしい壁のように立ちはだかり、その忍耐力はぎりぎりまでためされ、まったく歯が立たないことも少なくない。不治の病を宣告されること、死を宣告されること、耐えがたい苦しみを負わせられること、愛する者に死なれること、自己の存在ゆえに他人が苦しむのを見なくてはならぬこと、自己の生が全く無意味であると感じること――こうしたものが上にいう状況の例であって、ドイツの精神医学者であり哲学者でもあったカール・ヤスパースはこれに「限界状況」という名をつけた(1)。

限界状況という概念にはいろいろな著者が――とくに「実存主義的」傾向に属する著者がさまざまの定義や内容を与えてきた。ヤスパース自身は、このような状況を人生にもたらす主な原因として葛藤、死、不慮の事故と罪を数えあげた。ガブリエル・マルセルは死と裏切りをあげた。ジャン－ポール・サルトルは死と「他人」とを列挙した。仏陀が人生の限界状況にめざめたのは、病、苦、老、死という人生の四側面に接してのことであった。

いずれにせよ、限界状況とは人生をかたちづくる素材そのものの一部であることはまちがいなく、おそかれ早かれわれわれすべては一生のうちに少なくとも一度は限界状況に何らかのかたちでぶつからなくてはならない。

このような限界状況に置かれた人間が、もしそれを乗り越えるとするならば、どのようにそれに反応し、それを乗り越えるのであろうか。これは人間としての存在そのものにまつわる根本的な問題である。ヤスパースのいう通り[2]、これは「経験的心理学を超え」た主題かも知れないが、精神病理学を扱うときには避けて通るのはむつかしい題目であるように思われる。というのはこのような状況が精神病理現象をひきおこすことは、それほど珍しいことではないからである。とはいえ、これらの現象は単に人間の精神の病的なゆがみを示すものではない。それらは同時に「人間の可能性の源泉[1]」をあらわしうるものである。つまり、危機に直面した人間を救い、彼の生を新しい次元の統一と意味にまでひきあげる精神的な契機となりうるのである。

したがって、もし限界状況に対する精神病理的反応の特徴的な症例をあつめて詳しく分析することができるならば、人間性を構成するものの隠れた深みに何らかの光を投げかけ、宗教的・形而上学的な世界観と生きかたの内面的源泉について、より多くを学ぶことができるかも知れない。

過去五年間を通じ、筆者は日本における最も大きな規模の国立癩療養所長島愛生園において一連の精神医学的調査を行ない、またそこで精神科医としてはたらく機会を持った。ここは岡山県の瀬戸内海にある小さな島の療養所で、約一七〇〇人の癩患者が隔離されて生活している。わが国の癩患者の数は過去五〇年間にしだいに減ってきたが、一九五五年の全国統計では約一五〇〇〇人の患者がおり、そのうち一〇五四二人は一一の国立癩療養所と三つの私立施設に入所していた。一一一三人は登録されているが自宅治療をしていた。(3) いうまでもなく、この病はいまだに患者とその家族におそるべき烙印をおす。癩病がもっと広く流行し、隔離がそれほどきびしくない世界の他の地域とくらべて、この烙印はさらに大きいかも知れない。日本で癩患者となることはふつう一生のあいだ家庭と故郷からひきはなされ、自由と職をうばわれ、しだいに肢体不自由になって行くことを意味する。

これは限界状況以下のものでは決してない。

患者たちはこれにどう反応するか。最初のショックはどのようなかたちをとるか。どのように彼らはそれを乗り越え、新しい状況に適応するのか。統計的調査と質問紙や心理テストの結果は別に述べた。(4)(5) これらによると、発病のさい患者たちの大部分は自殺を考え、かなりの人数がじっさいに自殺を企てるが、癩療養所における自殺率は、日本の一般人口におけるかなり高い自殺率とくらべて異常に高いとはいえない。また癩患者人口における精神障害発生率は、一般人口における率よりも多少高くはあるが、アメリカ合衆国ルイジアナ州カーヴィルにある国立癩病院に関してP・ロウィンジャーが報告した率(6)ほどにいちじるしい差はない。

しかし、統計やテストというものは、極めて粗雑な研究の道具でしかない。たかだか問題の漠然とした輪郭を与えてくれるだけである。ひとりの患者がとつぜん自分の病気を自覚した時から、その事実とどうにか和解し癩患者として新しい生活を送るようになるまでの間、彼の存在においてどんなことが起るかを真に理解するためには、徹底的に症例研究をするほかはない。それは癩患者としての新しい人生にちがいないが、たとえそうは言っても、われわれすべてと全く同じ人間としての人生であることをも忘れてはならない。

　こうした状況に対するさまざまな反応を観察する機会をえたが、その中で上記の観点からとくに研究に値すると思われたのは或る慢性の妄想症例であった。ここでわれわれのとるアプローチは大まかに言って現象学的・人間学的といえよう。ビンスワンガー、ミンコウスキー、ツット、クーレンカンプその他多くの学者によって発展させられた立場である。しかし、われわれは哲学的先入見をできるかぎり避け、同じ人間としての、生《な》まな、そぼくな眼で生きた現象を眺めることに努めたい。一九五七年四月の或る日、次の患者が病床に横たわっているところにわれわれはただ一回、数時間彼に会ったにすぎないが、そのときわれわれの心はおどろきと畏敬の念でみたされた。理論的先入観を通してではなく、そうしたおどろきの心で生きた事実からじかに学びたい、というのがわれわれの深い願いである。

　患者はわれわれと会って間もなく死亡したので、ここでわれわれは全生涯の伝記を研究することになる。これは一つの利点かも知れない。なぜならば、一つの生涯が終りまで生きぬかれたあとで初めてその一生の中にあったすべてのものがわれわれにとって明らかになるにちがいないからである。少なくともわれわれの間でその人生が生きられているときよりもはるかに明らかになるにちがいないからである。

症例記録

患者K・Nはもと農夫であって、一九五七年六月十四日に三五歳で死亡した。彼の癩は十九歳の時、すなわち一九四一年に結節型のかたちで発症した。二つの大学外来で三年間治療をうけた後、完全に治ったようにみえたが、一九五〇年に病気が再発し、一九五二年十月に長島愛生園に入所した。宗教的理由から治療を一切拒んだため、彼の癩と一般的身体状況はすみやかに悪化した。一九五七年には急性肺炎のため二回入院している。第一回は四月三日から五月十八日。第二回は六月十三日から十四日までで、ここで死亡した。これらのさいごの病気の死とは、記録の示す通り、長期間にわたる拒食と拒薬による肉体的衰弱のために起ったものと考えられる。

次の症例記録は一九五七年四月十三日に筆者が患者と面接したときにえた材料と、彼の死亡後、彼と親交のあった五人の友人および彼を生前知っていた看護婦たちや医師たちとの面接によって知りえたことをもとに構成されたものである。療養所に保管されている医学的・事務的記録も参照してある。

A　既往症

a　家庭生活（一九二二年三月二十八日―一九五二年十月九日）

筆者との面接のさい、患者は故郷での生活を次のように語った。

「私は一九二二年に愛知県の農村に生れた。子どものときからがんこで負けずぎらいで〝いっこく者〟だったが、同時に敏感で内気だった。父が病弱であったため、家はいつも貧しかったが、やさしい母と一人の姉と四人の弟妹たちと楽しい幼年時代をすごした。父は百姓として働き、時には行商をした。彼は氏神様とお稲荷様に強い信仰を持っていて、その信心を彼は父からうけついだのだ、と言っていた。この信仰によって父は訪れてくるいろいろな病人に宗教的な治療を施していた。私は子どものころ父が病人を治すのをそばで眺めていた。私は小学校にしか行かなかったし、しかも病気の父を看病したり、父の代りに働いたりするために家にいなければならないことがしばしばあったので、学校は欠席がちであった。卒業後は主に畑ではたらいた」

療養所の病歴には家庭と近隣とに癩があったことが記されている。母の祖父と父の兄が癩をわずらっていた。これらの事実をみると、彼は幼時早くからこの病気に感染していたものと考えられる。この病気の潜伏期は長いので、こうした例はしばしばみられるのである。しかし、以上の家族病歴は彼に知らされていなかったらしく、彼が十九歳の時、下肢の衰弱、顔面の浮腫、ふくらはぎの斑紋などの症状とともに癩が発病したとき、彼にとっては全く思いもかけない打撃であった。名古屋大学医学部外来で癩との診断をくだされたときのショックを彼は次のように述べている。

「伝染源は不明で、非常なショックをうけ、眼の前がまっくらになり、ひとり地の底へ落ちて行くような気がした。自分がもう人間の仲間にはいれない気がした。しかし名大および京大の外来で一年半ずつ大楓子油の注射をうけ、意外によく治ったので生きかえった思いがした。二十七歳の時結婚したが、癩は全快と信じていたので妻には秘めていた。

ところが翌年癩が発病し生きた心地もせず、このまま生きていてもしだいに働けなくなって妻子の恥と負担になるばかりと考え、自殺しようと思った。しかし最後の別れを告げるつもりで或る晩妻子の眠る姿をみているとと涙があふれ、情にひかれてなお三年間そのまま生きつづけた。その間病気が人に知れはしないかとの恐れでたえずびくびくし、ちょっとした訪問者でも保健所から調べに来た人かと思って物かげにかくれた。しかし病気は悪化するいっぽうなので再び自殺を決意し、その実行方法を考えていた」

この時代についてK・Nが友人のひとりに語ったところによれば、彼は近所の神社に毎日通って二十一日間の断食をし、神の加護を祈っていたという。おそらくこの時代の終りのころだったろう。或る夜のこと、彼が床について眠っているとき、とつぜん或る声が彼の眼をさました。この幻覚体験について患者が筆者に語ったことは次の通りである。

「「書け」とその声は言った。おどろいて眼をさますと、「お前は卑怯じゃないか」ということばが聞こえた。今、「日本がどういう目にあっているかを考えてみよ、お前は日本を救うために生命を投げ出す気があるか。天皇陛下万才。日本を救うためにこの言葉を書け」。この声に従い私はいそいで書く道具を出してきて、その声のいうところを書きとめた。曰く「神は日本だけのものではなく、世界を治めたもう。全宇宙を支配される。神仏は一体なり」

それいらいほとんど毎晩寝についてから一時から二時ごろに声がして目をさまし、いろいろと教えられてきた。きこえるまま書きとめていると、しまいにはそれが自然に短歌のかたちになり、全部で二〇〇篇もできたが、その半分は家にいるときできたもので家においてきた。その声をきいてから、私は人生において一つの使命があると信じ、もう自殺することは考えなくなった。しかし、病気はしだいに悪くなり、働くことができなくなったので、一九五二年秋に入所することに決心した」

K・Nの友人たちから得た情報をつけ加えると、当時K・Nの家族は母、妻と五、六歳の子ども一人であった。彼の妻の両親は、彼が病気の治療をうけるならば結婚生活をつづけてよい、と言った。しかし彼は神が医療をうけることを禁じると答えたため、離婚ということになり、妻は別の男性と結婚し、彼らの子どもは彼の両親の手に残された。

b　療養所生活（一九五二年十月九日―一九五七年六月十四日）

療養所の病歴によると、入所時K・Nの身長は一五七センチ、体重は四十八キロ。顔面はふくれあがり、癩性浸潤がびまん性にあり、眉毛はほとんどなく、左眼に軽度の癩性角膜炎があり、各手指はまがって萎縮し、左腕には潰瘍、左右尺骨神経に浮腫、両前肢と両下肢に感覚障害、左下肢に軽度の鶏歩、左に足穿孔症、両下肢に浸潤と傷あと一箇所、胸部に斑紋、その上癩性睾丸炎と副睾丸炎がみられた。しかし彼はなお見ること、歩くこととふつうのしごとをすることができた。

入所者がみな初めの諸検査をうけるために入れられる特別病棟にしばらく滞在したのち、彼は桂誠舎とよばれる二階建の木造家屋に入れられた。そこはいくつかの大きな部屋に独身男性患者の多数が共同生活を営んでいるところである。一九五三年から一九五五年まで彼は果樹園にある小舎の一つに住まっていた。果樹園とは一般の患者たちの住む地域からかなりはなれた別の地区である。しかし彼の身体的状態が悪くなり、果樹園で農業をつづけることが不可能になったため、一九五六年に桂誠舎にもどり、一九五七年に入院するまでここにいた。

次の記述は桂誠舎で彼と起居を共にした友人AとB、および果樹園の舎の一つで四人部屋で一緒にくらした友人C、DおよびEからえた資料を主体として構成したものである。C、D、Eは彼のさいごの病気の看病を交代で行なった人たちでもある。

患者の人格に関する一般的意見

詳細にたち入る前に、上記の五人の友人は、ひとりひとり別に面接したのだが、「K・Nはじつにいい奴」で「何か気高いところを持った性格の持主」であった、という意見において彼らが一致していたことを初めに述べておこう。友人は多く、よく皆と政治的、宗教的な議論をしていた。いくつかの確固たる意見を持っていて頑固にこれを主張するのがつねであった。農夫にしては教養があり、花を作り、詩を作り、新聞や本をよく読み、とくに難しい宗教書をよくよんで研究していた。ただ一つ他人から非難されたのは癩の治療をうけることを一切拒むことであった。その他の点では彼の日常生活は人間ばなれがしていると思われるくらいに他人に対して善意と親切にみちていた。みずから手足が相当不自由なのに、不自由者の付きそいなど、並の人にはできないことまで親身にしてやる。したがって一般に「変り者だが人格者」として尊敬されていた。

次に彼の愛生園における五年間の生活を、四期に分け、時間的に順序を追ってたどることにする。

一、桂誠舎における最初の滞在（一九五二―一九五三年）

愛生園にはいったはじめの数日からすでにK・Nは時どき奇妙な行動をして、ほかの患者たちの注目を惹いた。例えば彼はしばしば深い瞑想にふけって、夜中にだれにも告げずにひとり外を歩きまわることがあった。彼は或るとき共同浴場の建物のうらにうずくまっているところを発見された。或るとき二十四時間行方不明になったので、患者自治会放送局で彼のいどころを探すようによびかけたところ、或る木の下にしゃがみこんでいるのが見つかった。彼はいつも一片の紙きれを大切に身につけていたが、それに書いてある文句は故郷の神社でとくべつの祈りをささげた時期のあとで神の導きにより自分の手が自動的に動いて記されたものである、と彼は説明した。この書きものは或る日まで自分の身につけている必要があるのだという。癩治療に対する頑固な拒絶は最初から注目をひき、非難された。

しばらくしてK・Nは桂誠舎に移され、そこで皆と仲よくくらした。彼はいつも責任感と善意にみちた男であった。他人のことばや行動をつねに善意にとり、他人の感情を傷つけることは決してせず、他人の必要とすることに気をつかい、他人のいやがる労役をみなひきうけて行なった。たとえば豚の世話をすること、薪で風呂をわかすことなど。チーム・ワークがうまく、あたりのふんい気を明るくするためにユーモアたっぷりの話をしたり、冗談をいうのがつねであった。無力な人や他人にきらわれる弱者に対してとくに親切であるのが観察された。その例の一人は韓国人のT――この人はてんかん持ちで筆者も診たことがあるが――であって、この人の憤怒と狂暴性の時期は患者たちからも看護婦たちからも恐れられていた。TのことをK・Nはとくべつに世話し、自分の食物や持ちものをTにわけてやるのであった。

友人Aはあたまのいい共産党員であるが、AのいうところによるとK・Nはとくに政治に関心があったとのことである。Ｋ・Ｎは共産主義に賛成ではなかったが進歩的な思想の持主であったという。日本は英国と同じような大きな規模で社会福祉制度を実施すべきであると主張し、また工場はみな政府が経営すべきであるというのが彼の持論であった。

宗教もＫ・Ｎが好んで論じる題目であった。宗教的信仰とは単に手を合わせて祈りをささげることを意味するのではなく、大切なのは信仰に従って生きることだ、といつも言っていた。自分の宗教を他人に説くことは決してなかったから、どの神を彼が信じているのかは、だれもはっきり知らなかった。愛知県の彼の故郷にまつられている神を信じているようでもあったが、療養所内にまつってある稲荷に特別の敬意を払ってもいた。議論するさいに、自分の意見を主張して決してゆずることはなかったが、何もかも終りには明らかになるはずだ、自分の人生目標は神である、とつねに語っていた。

Ｋ・Ｎが妻を愛していたこと、入所後もなお愛していたことはＡに明らかであった。離婚を余儀なくされたとはいえ、彼はＡに妻の話をよくした。やさしい妻であること、療養所内の或るきれいな看護婦によく似ていることなどを話したという。「彼にとって妻と別れるのはひどくつらいことだったろう。しかし彼はたしかに妻よりは神をえらんだのだった」とＡは語った。

癩による鼻腔内浸潤のため、Ｋ・Ｎは眠っている間、しばしば呼吸困難に苦しめられた。医療によってこの苦痛がどんなにたやすく軽減されうるかを友人たちが言うと、彼は次のように答えるだけであった。「神が反対されるからだめだ」と。「あの男はまさに神にとりつかれた人間だった」とＡは言った。

二、果樹園における生活（一九五三―一九五六年）

友人の、C、D、Eは果樹園におけるK・Nの生活について次のように語った。

一九五三年には果樹園に三夫婦と六人の独身者が住んでいた。われわれ三人とK・Nとは同じ部屋にいた。皆おなじ県の出身でとても仲よくくらした。K・Nは話好きで彼の話をきいているのはじつにたのしかった。彼には特殊な固定観念があったが、決してわれわれに「説教」することはなく、われわれに対して腹を立てることもなかった。おどろくほど思いやりがあって、自分の身を犠牲にする人だった。彼の生きかたには一種独特のうわの空のようなところがあって、この世に完全に属しているとは思えなかった。われわれが気にするようなことを彼は気にしないようであった。

彼はたくさんの俳句や和歌や自由詩をかいていた。時どきそれをわれわれに読んでくれたが、われわれにはむつかしくてわからなかった。その自由詩の一つが「愛生」誌に載ったことがある。詩の主題は大てい宗教的なもののようだ。

彼の唯一の困った点は全然医療をうけつけないことだった。新しいサルフォン剤で病気がずっとよくなる筈だ、とわれわれは彼につよく治療をすすめたので、時には折れて注射の行なわれる太子堂まで歩いて行くことがあった。しかし、その途中か、建物の前に着いたちょうどその時に、彼の内なる神の声がきこえるのだという。その声は「行くな。注射を受ける必要はない！」というので、「わかりました」と彼は答え、果樹園まではるばる歩いて帰ってくるのであった。「神には従わなくてはならない。私は神への信仰によって救われるのだ。医療の必要はないと告げられているのだ」と彼はくりかえし語った。

こういうわけで彼の病気は他の人たちの場合よりもずっと早く進行し、間もなく頭髪は全部抜けてしまった。結節癩の浸潤のため汗腺のほとんど全部ふさがれてしまって、夏にはいつもひどく苦しんでいた。陽の下に立っていることが耐えられず、戸外で陽を浴びるときにはしばしば木のかげに逃げ込んだものだ。こうした衰弱状態にもかかわらず、彼はきわめて勤勉に毎日のしごとをやり、それが済むと長島の近くにある小さな島にまつってある光明皇后の長島神社にときどき行って、境内を掃除した。こんなことをするため彼の癩はひどくなるいっぽうで、高熱を伴う癩性結節性紅斑の急性のかたちで現れてきた。そのため彼は再び桂誠舎につれもどされた。

三、桂誠舎における第二の滞在（一九五六―一九五七年）

急性増悪がおさまったのち、彼は不自由者病棟の付添《つきそい》をつとめるしごとをえらんだ。このしごとにおいて彼は患者たちの欲求に対して極めて親切で思いやりぶかく、ほかの人では到底できないようなことをした。

四、肺炎による入院（一九五七年四月三日―五月十三日）

一九五七年三月にK・Nは風邪をひき、例によって治療を拒んだ。病歴《カルテ》によると、三月三十一日についに医師が往診を依頼され、そのときK・Nは三八・一度の体温で病臥していた、とある。四月三日に流行性感冒との診断で入院させられた。そのさいの身体所見は肺炎が始まっていることを示していた。意識は多少錯乱しかかっていたが、水以外は薬も食事も何一つうけつけなかった。友人Aにはこの頑固な拒絶は「計画的自殺」のようにみえたという。

C、D、Eの友人たちはこのようにK・Nを見ごろしにしてしまってはいけないと話合い、「いい人によくなってほしい」と説き伏せ、強制的にペニシリン注射をうけさせたところ、奇跡的に効いた。十日間の拒絶ののちに、K・Nはついに妥協し、薬といくらかの食物を摂りはじめたが、肉や魚はこばみつづけた。療養所に入っていらい、宗教的信念から肉食を断ちつづけていたのである。一時死んだような状態であったのが、筆者が面接したときには、以上のことによって徐々に生きかえってきたようなところであった。

B　現在症（内科病棟において一九五七年四月十三日筆者が診察した時の状態）

a　身体的所見　胸部聴診所見は急性肺炎の消退期を示す。体温三七・五度、軽度の呼吸困難。強度の衰弱。中枢神経系の異常を思わせる所見なし。癩は中等度結節型。上下肢に軽度の機能障害。

b　精神的所見　宗教的色彩をおびた幻聴と妄想。数日前まで拒食、拒薬。以上を除いては人格の連関はよく保たれ、思考障害はみとめられない。

c　表情、態度　患者は内科病棟の個室に一人、または友人たちに付添われて病臥し、その態度は第三者の存在の有無によって変化しない。きわめて平静、表情はやや硬く、一種の超脱性とインパースナリティと威厳をたたえている。苦しい息の中から熱心に明晰なことばで語る。幻聴の内容の話になるとしばしば七五調になり、やや説教口調をおびる。

d　幻覚・妄想の内容

次は患者の語ったままの記録である。

「私は生来横暴、わがまま、いっこくな者で、人をののしり、人を責める人間であったが、悲しみと苦しみによっていろいろと教えられてきた。私の信念は声によって導かれて行く、というのであって、病気についてもおまかせしてあるから気にならないが、時には感情に走ってしまうこともある。

声はきわめてはっきりしているが、ふつうの人の声とはちがう。毎晩、押入れの方向から響いてくるが、どこから来るのか自分でもふしぎに思っている。しかしそれが超自然的な存在で自分を導いてくれる声であることは確信している。声から受けた教えは数知れずある。例えばある晩は「昼間大きな庭石をよく見よ」といわれたので、翌日庭の石を動かしてみると、その下に蟻がたくさんいた。その夜、声はそれについてまた次のように言った。「蟻をよく見よ、卵をば、穴へと運ぶ、傷ついて、倒れた蟻を、穴の中に、入れようとする、大ぜいで、とうとう入れる。（七五調）すなわち蟻の騒擾事件である。蟻という字は虫へんに義、つまり義の虫である。字というものは道理にかなっているものだ。人間は蟻にみならわなくてはならない」などといろいろ教えられた。

自分が癩になったのは或る因果によるので、この因果をすてるまでは治らない。一切の私を捨て、公と人類のために身をささげて初めて神の教をうけることができるようになる。その教によれば、釈迦もキリストも孔子も孟子も天の神の教え給う教えを説いたのであって、なんぴともそれをまねすることはできない。もうすぐ監獄の人も癩者も孤児も愛されるときがくる、と教えられている。寛容、従順、忍耐、ゆるすこと、せめるなかれ、罪人をも愛す、ということが一ばん大切だと教えられている。自分は肢体不自由な人たちを見るとかわいくてしかたがなくなる。大切なことは天皇陛下に忠誠をつくすことで、これが人類のしあわせである。戦争はまちがいである。根本は愛によって平和を来たらせることであると教えられている。以上のような教えは夜一時ごろ目がさめるときこえて来るので、一々書きとっているが、まだ発表は許されていない。

教えられたことについてよく考えてみるために、宗教書をいろいろ読んでみている。一ばん感銘をうけたのはホワイトの『自然と宗教』である。自分は朝、昼、晩と黙禱を欠かさず、宗教の籍は禅宗にはいっているが、いろいろな宗派にはそれぞれいいところがあると思っている。

（なぜ治療をうけないのですか）

医術はたしかに恵みであり、私も体のどこかが折れたら外科でつないでもらうだろう。しかし医術も神にもらったものであり、私の癩は私の因果がなくなるまで治らないものと教えられている。その教えに従って最初から薬をうけつけなかった。母がなぜ薬をのまんのや、東の方を向いてのめ、と言ったのでそうやったらのめた。しかし四日目にあの声に「薬をのんでもよいが出せ」と言われたので、毎日三度ずつもどした。そのたびに苦しく泣いた。

（なぜ十日間も食事をとらなかったのですか）

もうすぐ新しい御代がくるからもう食物も食べなくていいと声にいわれたからだ。しかし友だちがあまり心配するので、少し食べることにした。

（その新しい御代というのはいつ来るのですか）
いつということははっきりわからないが、もうじきと教えられている。故郷から子どもや母などが訪ねて来たいと言ってくるが、もうじきにいい時が来るから、わざわざ来なくてもいいと断っている」

C　転帰（一九五七年五月十八日―六月十四日）

食物と薬をとるようになってからK・Nはほとんど奇跡的に軽快し、五月十八日に肺炎は治ったとして退院した。しかし、入院中も退院後も食事は野菜、米と茶だけに限られていた。

友人BおよびCによると、K・Nは桂誠舎に戻ってから間もなく、まだ体力が充分ついていないのにもかかわらず、稲荷に毎日まいるようになった。そこへ行くには三キロのまがりくねった小道を丘や海岸や藪を越えて行かなくてはならない。稲荷の境内を清掃し、神社のまわりの石垣に欠けた石を積みあげたりするのが彼の目的であった。彼の神は神社の中にまつってあり、二十一日間断食をして毎日祈りをささげるのだと彼は説明したが、じじつ、茶以外何もとらないようにみえた。しかし或る日のこと、たくさんの卵、野菜、くだものを買いこみ、桂誠舎に住む仲間の患者たちにみな与えたので、皆大へんおどろいたという。

すでに身体が弱っていたところに断食までしたため、神社での作業は無理であった。或る日彼は日射病にかかったようになって病床に運ばれたが、医師の往診を頑強に拒んだ。食事も、断食の二十一日が終っていないからとらない、と言い張った。「私の病気がどんなに悪くなっても、さいごの勝利は私のものだ」と語った。しかし友人たちは六月十二日にK・Nの往診を依頼し、その時の医師の記録によると体温は三八・三度、脈搏は一〇〇であった。彼はただちに内科病棟に入院させられた。翌日、急性肺炎が発症し、ペニシリン注射にもかかわらず、窒息のため、大して苦痛も訴えずに死亡して友人たちを深い悲しみにおとし入れた。彼の意識はほとんど最期まではっきりしていた。死亡の数時間前に彼が「しまった！」とひとりごとを言ったのを友人のひとりは耳にしたという。それ以外にはとくに意味のあることを言っていない。

D　屍体解剖

癩療養所の全入所者の死亡後に行なわれる解剖において、患者の内臓器官には中等度の癩性変化がみとめられた。脳は検微鏡的にもしらべられた。脳に癩菌は発見されず、脳組織にも癩に特有なものと考えられる変化は発見されなかった。

症例の分析

このような症例を分析するのにいろいろなアプローチが可能である。疾病論的にいえば、ドイツ精神医学の体系によって、これを精神分裂病の妄想型またはパラフレニーあるいはそれに近似の反応とされるであろう。フランスでは慢性幻覚性妄想という伝統的な名称がつけられるであろう。アメリカでは耐えがたい葛藤状況に対する分裂病的反応である、という点が強調されるであろう。

精神生理学的観点からみれば、K・Nは父から精神分裂病的傾向への素質をうけつぎ、情緒的ストレスがつづいたため、ついに自律神経系、および副腎皮質にとくに関連した体液的ホメオスターゼに一連の機能的障害が起ったと考えることができよう。こうしたことが、精神分裂病的症状の基盤をつくる未知の病理的状態を脳につくりあげた、とみることができよう。

力動精神医学の観点からみると、この症例は逃避と代償の防衛機制が患者の自我を危機の脅威から救ったと説明することができるであろう。

社会・文化的なアプローチも患者の行動と彼の幻覚・妄想の思考内容の多くの面を解明するのにきわめて有用であると思われる。患者の家庭環境、幼時生活史、故郷の農村の知的・文化的・宗教的な側面および長島愛生園内の患者社会における社会学的条件などは、この症例のこまかいところまで理解するためにはすべて考慮されなければならない。まさに現代日本の文化的、宗教的状況のすべてを研究しなければ外国人にこの症例の詳細を正しく解釈することはできないと思われる。

こうしたさまざまなアプローチはこの症例理解にとって貴重な鍵を与えてくれるから、必要に応じてその助けを借りることにしよう。しかし、われわれの目標は、医師が「症例」を外側から眺めるようなやりかたではなく、同じ人間として、同じ人生の内外の転変にさらされている仲間として患者の内界にできるかぎり「感情移入」を試みることにある。たとえ暫くでも患者と同じ地面に立ち、患者の眼で世界をみることができるならば、彼がなぜあのように生き、かつ死んだか、彼が自らの生命を犠牲にしてまでなぜあのように執拗に彼の妄想にしがみついたかを、あるいはもう少し明らかに知ることができるかも知れない。

われわれの目標は患者の人生のあらゆる個人的な偶発事項をこまかく記述することではなく、この人生を通して人間存在の本質的様相について何かを知ろうとすることである。このため、患者の人生にとって基本的な意味を持ったと思われる要素を資料から選択しなくてはならない。これらの要素をもとに一つの継時的な内面的生活史をくみたてることによって、この人生をしてそれみずからわれわれに語らしめたいと思う。なんらかの理論を証明しようと試みることよりも、以上を目的としたいのである。

A　精神病発病以前の精神的状況

幻覚・妄想の出現に至る前までの精神的状況をまずしらべてみたい。

a　患者の性格

K・Nは生れつきわがままで頑固であるが、同時に敏感、感情的で対人的に愛情ぶかい。ユーモアがないわけではないが彼の性格には次のような葛藤のために或る種の緊張と融通のなさがあったかも知れない。一方では野心的な自尊心と良心的な責任感。他方では基本的な内向性による抑制、内気、孤立への顕著な傾向。こうした組合せはストレス下にある人を長い間ひそかに悩ませつづけ、ついに精神内界に急激な大変化がおこる、という事態にみちびく傾向がある。

b　生活史と社会環境

農村における貧しい農夫の長男として生れたK・Nは学校で大して勉強したこともない。しかし彼はものを鋭くよく考える頭を持っていたにちがいない。父の宗教的治療行為がどんなものであったにせよ、すでに子どもの頃から彼は現実のあたりまえな日常生活をとりまいている神秘的、非合理的な世界があるかも知れないと考え、その世界を支配している魔法的な因果律について大いに考えめぐらしたかも知れない。少なくとも直観的に自分のまわりに、農村の人びとの間にある民俗的宗教的信念や伝説や迷信や習慣のまざり合ったものを吸収していたことであろう。とくに自分の父の奉ずる信仰その他をとりこんでいたにちがいない。このような要素が幻覚や妄想の内容に影響を与えることはヨーロッパ、アメリカおよびわが国の多くの著者によって指摘されてきた。(7)(8)(9)

c　癩の発病と再発の精神的影響

この時期についてては充分なデータがないが発病と再発から自殺決意に至るまでの精神状況の主な側面を次のように組み立ててみることができよう。

(1)　破局感「目の前がまっくらになり、ひとり地の底へ落ちて行くような気がした」

人間がつねに一つの足場または立場（ヤスパースのいうHalt(1)、クーレンカンプのいうStand(10)）を持って生きているということは、これを喪ってみてはじめて身ぶるいと目まいとともに愕然と意識される。今まで足場の存在さえ気づかずに立っていたその地盤がとつぜんくずれ落ち、あらゆる支えを失った人間は奈落の底へおちて行くと感じる。立場の喪失はとりもなおさず今まで生きていた明るい光の世界の破壊を意味する。同じ物理的な光の照らす現実の世界に住んでいても、心の世界がこわれた人間は恐ろしい、異様な闇に包まれてしまう。そのことは「目の前がまっくらになった」、「暗い暗いところへ沈んで行く」というような表現が、自己の病に気づいたときに関する癩患者の日記に実に多いことからも明らかである。

「たとえば明るい、輪郭のさだかな事物《もの》の世界が消えてしまうと、われわれの知覚的存在はその世界から切断され、事物《もの》のない空間を描き出す。夜の闇の中で起ることはこれである。闇は私の前にあるものではない。それは私を包みこむ。それは私のあらゆる感覚に浸透し、私の思い出をみな窒息させ、ほとんど私の個人的な固有存在《イダンティテ》を消し去ってしまう」とメルロー・ポンティは記している。[11] これゆえに闇の中においてわれわれは四方八方から、何かわからぬものにおびやかされ、圧倒されているように感じるのである。[12]

(2) 人間疎外感「自分がもう人間の仲間にはいれないような気がした」

とつぜん極限状況に陥った人びとにおいてこの疎外感は多かれ少なかれみられるものである。それは根本的に言ってこのようなとき、次のような恨みにみちた質問が彼らのあたまに浮かぶからであろう。「他の人たちが平穏無事に生きることを許されているのに、なぜ私がこのような目に会わなくてはならないのか」。運命の手によって自分たちは差別されている。自分たちと他人との間には根本的な差があり、越えられない距離がある。この情況に伴って劣等感や罪障感におそわれる人の場合には、この疎外感は深まるばかりである。

癩の場合には、民間に行きわたっている遺伝的な天刑病という観念が反映して、この疎外感は深い罪障感、恥辱感、劣等感、自己嫌悪に色どられるのがふつうである。たとえもし患者自身が自分の病気は或る種の細菌によっておかされた病気にすぎないと知っていたところで、社会的、心理的状況は大してちがわない。なぜならば自分の存在が他人への伝染源になりうるとの自覚もまた、別種の罪障感を生むからである。これは愛生園の患者や一般社会でくらしている外来患者にもしばしばみとめられるところである。

(3)　自己の肉体を害毒の源泉として自覚すること

自分の体内には病源菌がはびこっているのだ、自分のからだは早晩みにくく崩れて行くのだという身ぶるいのするような自己嫌悪とともにこの自覚が生じる。サルトルがいうように身体的存在こそ人間存在の第一次元のものである。(13) ツットが彼の論文の一つで(14)区別しているように、肉体は最初、自己と共に一つとなっている「生き身《ライブ》」なのだが、これがここでとつぜん自己から離れ、単なる「肉体《ケルペル》」になってしまい、自己に敵対するもの、自己をおびやかすものとして現れる。この肉体の中にいればいるほど、これによって破壊されるおそれ、他人に病気をうつすおそれが増大する。しかも自己はそのいまわしい肉体から逃がれることができない。それと運命を共にしなければならない。なぜならば肉体こそこの世における自己の存在を可能ならしめるものであり、また自己の存在をこの世に表示するものであるからである。しかしどうしてこの汚れた肉体を自己のものとしてうけいれられようか。この苦悩の中に「肉体をもった存在」である人間の本質的な問題があらわれている。

このような汚れた肉体をひきずっている自己はもはや人間としての資格を失った。人間の社会の中には自己の占めるべき場所、はいりこみうる隙間はどこにもない、と患者は痛烈に意識する。

(4)　生甲斐感喪失

治療の奏効により思いがけなく治ったので「生きかえった思いがした」という。フロイトいらい、不快な思い出は抑圧され忘れられる傾向があることがよく知られている。患者が病気のことを忘れたかどうかはわからない。少なくとも結婚した時には忘れようと努めていたかも知れない。ところが妻も子もできてからの再発で、「生きた心地もせず、このまま生きていても次第に働けなくなって妻子の恥と負担になるばかりと考え、自殺しようと思った」

患者はそれまで仕事にはげみ、妻子を養い、地域社会の一員としての責任を果し、人からもそうみとめられることに人間として、また男性としての自己の生存の意味を感じ、生甲斐感ともよぶべきものを感じていたはずである。自尊心、責任感、愛情のいずれも強いと考えられる彼にとって、病の再発はこの「意味感」[15]を完全に奪い去るものであった。最初の発病のさいの破局感、人間疎外感もここによみがえり、生甲斐感喪失をなお一層深めたことであろう。自殺決意は当然の結果であった。

(5) 罪の意識

「情にひかれて」自殺を思いとどまり、病の発覚をおそれつつ暮した三年間の精神状態は不安と恐れと葛藤にみちたものであったろう。すでに人間社会に生きる資格なしと感じ、生甲斐感を失っている人間が仮面をつけ、いわば亡霊のように現世に生きつづけているわけである。それは恐らく彼のすべての対人関係から生き生きとした、自然な心の交流を奪い去ったことであろう。もはや彼の生きる世界には何一つ彼をたのしませるものはない。愛する家族さえ彼の苦しみの種である。そのうえ病を秘めていることに対するうしろめたさ、発覚への恐れがある。というのは当時の癩予防法は強制収容の政策をとっていたからである。このうしろめたさは大阪大学医学部皮膚科外来における癩患者の調査においても、すべての自宅療養者に共通にみられた心理であった[4]。

自己の生に意味がなく、むしろ他人にとってマイナスの価値しかないという自覚は人間の生きる力をそぐ最も苛酷なストレスである。そのことは愛生園に入って何年にもなる患者においても観察されることが珍しくない。たとえばさいきんも、或る患者が自分の病気のことが妹の夫にわかってしまったために彼女が離婚になった、というニュースをうけて、発狂した例があった。「たえずびくびくし、ちょっとした訪問者でも保健所から調べに来た人かと思って物かげにかくれた」。これはクレッチマーのいう敏感関係妄想に近いものであろう。[16] もはや世界は安住できるところではない。至るところで人が自分をうかがっているような気がする。自分はいるべきではないところにおり、隠すべきではないものを隠している。きっとあらゆる人の注意と疑惑のまとになっているにちがいない。

こうして患者は身のおきどころもないような状況に追いつめられる。たとえもし療養所にはいるという考えが起ったとしても、それは多くの患者の場合と同様に、[4] 死をえらぶのと同じことを心理的には意味したであろう。ここで前途は完全な袋小路になり、病気の悪化とともに事態は耐えがたくなるばかりである。それは「出口のない」状況であり、ビンスワンガーがいうように、[17]「生きて行くのが不可能になった世界」である。秘めておかなければならない苦しみというものは、苦しみの烈しさ、耐えがたさを倍加させる。再度の自殺決意はこれまた当然の成行であった。

B　声

以上のような、ぎりぎりに追いつめられた状況において声がとつぜんきこえてきたのである。その第一声が「卑怯じゃないか」ということばであったというのは、元来責任感の強い性格であった患者が、生存への責任をまさに放棄しようとしている瞬間にきいた声として特徴的である。それはたしかに彼の性格の投影でもあろうが、このさいは意識を超えた彼の存在の根源的なものが彼に向って生への責任を糾明したのだともいえるであろう。

もはやだれひとり彼に向って語りかける者もない闇の世界の中でそれは彼の心のいわば急所をねらって文字通り単刀直入に衝いてきたただひとつの声であった。患者はハッとして人間の存在の責任性にめざめる。これはまた彼を世界につなぎうるただ一つの生命の綱でもある。それが何を意味しようとも彼は渾心の力をこめてそれにひたすらすがるほかはない。それ以外に彼の生きるすべはない。

a　声の性質について

患者が絶望と混乱に陥ってどうにもならなくなっているときに声があらわれ、新しい精神状態を生じた、というのは多くのいわゆる宗教的また神秘的体験の特徴でも見られることである。この幻覚体験をこの種のものとして分類することはできないであろうか。

ウィリアム・ジェイムズは宗教的体験に関する彼の名著[18]において、「ある体験を神秘的とよぶのを正当づける四特徴」として次のものを提案している。すなわち、㈠言いあらわしがたいこと、㈡知的性格、㈢一時的であること、㈣受動性。鈴木大拙は禅心理に関する本[19]の中で禅体験の八特徴として次をあげている。㈠非合理性、㈡直観的洞察、㈢権威性、㈣肯定性、㈤彼岸への感覚、㈥非人格的《インパースナル》な調子、㈦高揚感、㈧瞬間性。

このようなリストは神秘主義研究者、たとえばW・R・インジュ[20]、E・アンダヒル[21]、H・ドラクロア[22]、T・リボー[23]、E・P・スターバック[24]、J・H・リューバ[25]、H・セルーヤ[26]、L・W・グレンステッド[27]、R・C・ツェーナー[28]などのかきものから、いくつもとり出すことができるであろう。最近東京大学の岸本は宗教、とくにヨーガ神秘主義に関する一生の研究をまとめた本を出した。[29] この本の中であげられている宗教的神秘体験の特徴は次のものである。㈠特殊な直観、㈡実体性、すなわち何か無限の大きさと力を持ったものに直接ふれたという意識、㈢よろこびと高揚感、㈣言いあらわしがたいこと。

T・リボーがいうように「神秘家たちを研究してみると、時間、場所、民族、信仰の差にもかかわらず、彼らはみな家族同士のように、ふしぎに似ている。彼らは独断的な厳格主義《リゴリズム》とは一向に関係がないからである。この場合、彼らを分かつものは理くつであり、彼らを結びつけるものは感情なのである[23]」

本患者の幻聴体験にも彼らに似たところが多い。例えば患者自ら、その時高揚感と喜悦を味わったと述べている。声とその教えの権威。患者の完全な受動性もそれで、深夜熟睡しているとき声があらわれるのであるから、患者はただ現象に身をまかせるのみであったわけである。

P・ジャネならば、「心理的緊張」が低下すると下意識の要素が自由にあらわれ出る、という彼の説でこの事実を説明するであろう。[30][31] しかしこの声は夢の中できく声とどうちがうのか。もしこれが夢ならば、声は目がさめると同時に消えうせるであろうが、この場合、患者は声でおこされ、その教えるところがそれ以後、現世における彼の生活の指導原理となるわけである。H・エーは精神病者を呼んで「めざめつつ夢みる者」としたが[32][33]まさに患者はこうよばれるのにふさわしい。声はまた、ひる間にも時どき聞こえたことに注意すべきである。この場合は、ソクラテスのダイモニオンのように、主として抑制的な性質を帯びたようにみえる。したがって睡眠ということが声の出現に必須な条件であったわけではないことがわかる。夢と幻覚の生物学的基礎が明らかにされ、その差も明らかにされる日が来るかも知れない。

岸本が述べた「実体性」というものが、正常人の宗教的「回心」においてもまれならず観察されることはよく知られている。多くの人において、それは瞬間的な幻覚のかたちをとる。従って新興宗教の教祖たちの多くの場合のように、多少とも精神病的な例においてそれが生なましい幻覚になってもふしぎではない。

こうみてくると、K・Nの声体験、とくに最初のそれはいわゆる神秘的宗教的体験の特徴を多くそなえていることがわかる。このような体験はそれ以後の生活に徹底的な、持続的な影響をおよぼすといわれているが、患者の場合も同様であったから、彼のきいた声とは強い感情的高揚の影響の下にあらわれた幻覚であり、神秘的体験であったとしてまちがいではなかろう。

声のかたることばが自然に俳句のかたちをとったという事実はド・クレランボー[34]が「精神的自動症」と呼んだ現象の一つと考えられる。これをレヴィ－ヴァレンシはさらに「発語衝動」と「機械的書字」に分けた[35]。七五調は単純で力づよいリズムを形成し、すべての日本人の心にしみこんでいる。幼いときから和歌・俳句を作らせられること、カルタあそびなどを通してこのリズム感がうえつけられるのであろう。

したがって大して教育をうけなかったこの患者が声に書けと命ぜられたとき、このリズムを用いて書いたのはおどろくにあたらない。口答でわれわれがきかされた見本から判断すれば、これらの歌は高い文学的価値をもってはいなかったかも知れない。しかし、声がこのリズムあるかたちで語ったというのは強い情緒的高揚がじかに流れ出たためであろう。同様なことが原始民族や幼児においてみられるし、K・シュナイダーの宗教精神病理学に関する本[36]に示された多くの例にもみとめられるところである。

蟻の行動とこの文字に対する象徴的解釈もまた妄想に珍しくない現象である。この種のあたまのはたらきが未開民族において広くみられることはL・レヴィ－ブリュール[37]やC・ブロンデル[38]の研究いらい、周知の事実である。

b　声に対する患者の態度

とつぜん声が出現したとき、患者は最初全くおどろいたという。たとえ自分の祈りに対して何らかの神の助けを期待していたとしても、それがこのような形で来ようとは期待していなかったにちがいない。声が自我とは全く無関係のどこからか来たという感じは絶対的である。しかもそれが超自然的な、人格的な存在から自分への語りかけであるとの判断と確信を伴う。この存在を彼はときに神と呼ぶ。この判断は二次的な解釈ではなく、「意識における本源的な、直接な判断[39]」であって、閃光のように意識にひらめく。荒涼たる孤独の深淵の中でただ一つ彼によびかける声なのであるから、その効果はなおさら強い。

空間におけるこの声の位置については、患者はよくわからないようであった。夜は戸棚の方からくるようであり、ひるま、太子堂へ注射をうけに歩いて行ったときには「自分の中の」神の声が語りかけた、という。以上から判断すると、声の位置については二次的判断がくだされているのであって、絶対的な確信とはいえないのであろう。J－P・サルトル[40]やD・ラガーシュ[41]が述べたように、声は現実世界のどこにも存在しないのであろう。

c　声の思考的内容

声の語るところは一種の宗教的世界観とそれにもとづく使命の呈示で、宗教精神病理学において珍しいものではない。特徴はその文化的側面にある。ここには東西さまざまの宗教やイデオロギーが混ざり合っている。民間信仰、神仏一体説、世界同胞主義、天皇崇拝など。このような非体系的混合は、現代日本における新興宗教の教祖になりえた人びとにおける宗教的妄想によくみられるところである。[42][43]これら矛盾した要素が雑然とまざっているところに患者の知能、生活史、社会的環境を読みとることができる。それはおそらく、夜中に声の語ったものを日中さらに思索、読書、討論などを通して種々解釈し、ふえんしたものであろう。この例のように五年間も幻覚がつづくときには、幻覚の内容と患者の意識的精神生活との間に相互的な調整が行なわれつづけているものと考えられる。

C　幻覚の影響

初めのおどろきとショックののち、患者の生活は声の命ずるところを実際に生きることに用いられるようになる。サルトルが「幻覚的行動」と呼んだものである。[40]

しかし、ただ機械的に声に従ったというのではなく、意識全体が変容し、彼の「世界内存在」の全様式が変化したのにちがいない。そして、その変容をひきおこした根底のものは、幻覚が初めて出現したときに経験された強いおどろきの念と、喜悦にみちた心のはずみによる根本的な情緒的変化であると考えられる。自分の存在にも意味があったのだ、という発見とそれに伴うこの「生活気分」の全面的変化こそ今まで完全に後むきであった心を急激にはっきりと前むきにし、責任感と希望をもって未来に向かうようにした力であったと思う。その他の意識や行動上の変化はすべてこれを基盤として生じたものと考えられるのである。

次に新しくあらわれた心の世界のいくつかの面をとりあげてみる。

a　使命感

患者は声により世界と日本を救うための大きな宗教的使命を与えられたと確信し、そのために自己犠牲と「公と人類」に対する献身の生活を送る責任を自覚する。使命感こそ最も強い生甲斐感を人間に与えるものであろう。最高の権威によって神聖な課題を与えられたと確信する者の生は、今までとはちがった次元の品位と統一にまで高められる――自分の生命は小さなものであるが、自分の私有物ではなく、それに意味を与える、より高い力に所属するのだという自覚である。

自己の存在理由を全く見失っていた者にとってこれは正に死から生へ移されるほどの革命的なできごとであったにちがいない。生きる目標が与えられ、生きる資格がみとめられ、彼によってのみ果されうる大きな責任が賦与されたのである。ここに新しい足場が回復され、恥辱感、劣等感、罪障感は克服されたのである。

b　新しい世界の出現

こなごなに砕けた暗い廃墟の世界であった患者の心にいまや全く新しい世界があらわれる。メルロー＝ポンティのことばを借りれば「幻覚患者はふつうの意味で見たり聞いたりするのではない。自己の知覚野と世界における自己の自然状況を用いて、彼の全存在が志向するものにふさわしい人為的な世界を自分のためにつくりあげるのである[11]」

本例ではK・Nの意識は今まで暮していた小さな地域社会からぬけ出て、一挙にして宇宙と全人類を包含するに至り、この超絶的な世界の中で万人は同胞として把握される。患者の心の中では諸国中とくに日本にいくぶん特権的な地位が与えられ、また人びとの中ではとくに弱者、被圧迫者とのつながりが強く意識されてはいるが、このような世界同胞主義は多くの宗教やイデオロギーにしばしばみられるものである。

この心の世界の空間的ひろがりとともに、それを背景として、現実に自分をとりまく社会は小さく見えてくる。重要性が小さくなるだけでなく、患者の心の眼にじっさいに小さくみえてくるのである。

c　新しい対人関係

この新しい世界の出現とともに患者の家族さえ人類の一員としてとらえられ、そのためにこの患者の対人関係には一種独特なインパースナリティが生じる。彼が愛妻よりも神をえらび、家族の訪問を断ったということは、患者自身が説明したように終末論的意識にもよるであろうが、より根本的には以上のことから理解される。普遍的意識を確立するために血縁の絆を断とうとするこの努力は、東西の多くの宗教的指導者の生涯と著作によってよく知られている。イエスが母に向っていったことば「女よ、私は汝と何の関係があろうか」（ヨハネ伝二章四節）は有名な一例にすぎない。

K・Nにとって今や血をわけた者もわけない者も同列に意識され、また個々の人は個人としてよりも、まず世界同胞の一人としてとらえられる。しかしいうまでもなく個人としてとらえられる面が完全に消失したわけではない。それは例えば彼が別れた妻について愛情をこめて友人たちに話していたことからもわかる。したがって彼の対人関係は二重構造になっていて、それが彼の心に分裂と矛盾として苦しく意識されていたものと考えられる。これは患者が筆者に家族のことを語るときの表情にはっきりとうかがえた。

d　終末論的時間意識

空間とともに時間意識も変容する。「もうすぐ監獄の人も癩者も孤児も愛される時がくる」精神分裂病の妄想において世界終末感が現れるのは珍しくないが、それはふつう破局を予期する異様な恐ろしいものとして出現することが多い。本患者においては、むしろ一つのハッピー・エンドを期待するようなよろこびと希望をまじえたおごそかな口調でこれが語られた。

今や「体験される時間[44]」はふつうの場合と質的に異っている。それは意味と切迫感を帯び、重味と密度を増し、その一刻一刻が貴重なものとなる。それを最大限に生かして使命を果さなければならないとの意識が患者の存在全体に、ある烈しさとおごそかさをもたらす。

終末というのはこの場合、いわゆる世界没落感にみられるような絶対的終末を意味するのではなく、理想世界の到来を意味する。それから先はその理想世界が永遠に続くと期待されているわけである。したがって、現在の時間はすでに永遠の時間につらなっていると感じられており、現在が質的に変化し、すでに永遠性をおびていることになる。

このような意識のもとでは肉体の死も重要性を失い、ともすれば、見すごされがちになる。その理想世界が自己の死よりも前にくるか後にくるか、というようなことをたずねても患者ははっきりした答をせず、また答のできないことを一向気にしていない様子であった。これは時間の質的変化ととももに歴史的時間の意識と重要性が失われ、歴史的時間と新しく出現した永遠の時間との関係が問題にならなくなったものと考えられる。

e　させられ体験

「私は導かれて行くのです」というのは単に夜中にきいた声の内容を昼間の生活において実行するというだけでなく、幻聴と幻聴のあいだにおいても、ある超自然的な力に動かされているとの体験に支えられていることを示すのであろう。例えば太子堂に注射をうけに行っても「神には従わなくてはならない」という声に抑制されたところをみても、たしかに「他律体験[45]」にちがいない。オルテガが alteración というスペイン語を使った[46]のもこの種の他律性を意味する。言いかえれば神による導きに対するこの確信は単なる抽象概念ではなく、生き生きした、実質的内容のある「実体性」の体験に支えられたものにちがいない。

しかしこの患者の場合、その「他者」は彼ひとりに語りかけ、彼に唯一の生存意義を与えるのであるから、この「他者」に従うことによってのみ患者は彼の存在を主張し、彼の独自性と自由を発揮しうるのである。「他者」の意志の奴隷であるとしても、この超自然的な主人は少なくとも彼を時間、空間、および人間のつまらぬ意見の拘束から解放してくれる。患者の持つ昂然たる威厳と独立性はそれをよく物語っている。

サルトルは分裂病者におけるこの他律性と自由との微妙な関係を次のように説明する。「この『影響』とは患者の考えやその他すべての精神的行動の自発性を主張する一つの方法なのである。」したがって一種の「反自発性」または「非個人的《アンペルソネル》自発性[40]」の存在を推定する必要があるとサルトルはいう。

このことは少なくとも宗教心理において重要な点のように考えられる。パウロの「もはや私ではなく、キリストが私にあって生きるのだ」（ガラテヤ書二章二〇節）というのは抽象的思考ではなく、神への完全な服従と信頼を通して得られた自由と自律性の生きた経験をあらわすものである。

f　現世への態度

以上のような意識に生きる者にとって現世は多かれ少なかれ虚妄的性格をおびる。幻覚と妄想によって構築された世界は患者にとってははるかに現実度が高いものであり、従ってはるかに重要なものである。ゆえに現実の世界に生き、行動するときでも、妄想と幻覚の世界はつねに現実の世界の上に、いわば二重うつしのようになって重ねられていると考えられる。A・シュトルヒが世界の二様性(47)とよんだところのものもこれを指しているのであろう。この二つの世界のうち、幻覚的世界のほうに生存の基盤をおく患者の心の眼は、現世をみるとき、おのずから一種の選択性をおびる。その眼は自己の固有の世界とそこでの自己の生存目標にかなうものに対してとくに鋭くなり、それをえらびとり、それに集中するから他のものに対しては注意が払われにくくなる。サリヴァンがべつの関連において用いた「選択的不注意」ということば(48)がここにみごとにあてはまるように思われる。K・Nは日常生活の義務や責任を忠実に果しながら、どこか「うわのそら」のようなところがあり、「この世に完全に属しているとは思えなかった。われわれが気にするようなことを彼は気にしないようであった」と友人たちはいう。これは上のようなことから説明できるのではないかと思う。

しかし、ことはそれだけではすまない。他方では患者の存在理由である使命がある。この使命は「公と人類」に奉仕することであったから、そのためには現実の世界とその中に人間は存在しなければばならず、自分もその中に存在しなければならない。現世も患者もある超越的な目標遂行のための素材として重要な意味をもってくる。

しかし同じ現世に住んでいるとしても、その存在のしかたは以前とは質的にちがう。以前はそこにはまりこんで、とくにそれを意識もせずに暮していたが、今度は一度そこからはじき出され、神秘体験を経て別の世界に移った者が、新しい使命をおびて再びそこへ立戻ったのである。文字通り「再び帰ってきた者」revenant（＝亡霊）なのである。したがって現世の中で生活していても、常にある特別な「場ちがい」的な意識のずれを伴い、現世との間に一つの距離が感じられる。先に述べたインパースナリティはこのようなところからも出てくるのであろう。

妄想・幻覚患者は自分の世界に閉じこもってしまうことが多いが、この患者の場合にはきわめてはっきりした使命感をもって現世へ立ちもどり、そこで一応適応し、「変り者ながら人格者」として生活している。毎日の生活の中でどのように彼の二つの世界を使い分けたのであろうか。療養所内の社会的慣習に一応従いながら、いわば網の目をくぐるようにして彼固有の世界と価値体系を生かして使命感に忠実に生きようとしたことと思われる。それはいわば犯罪者が法の網の目をくぐって目標達成を試みるのとある意味で似ている。友人たちの話から患者の奇妙な行動のいくつかを知ることができるが、その奇妙さは彼の二つの世界の衝突から起ったにちがいない。病室に横臥する彼しか知らないわれわれとしては、これらのことを手がかりに、患者社会におけるK・Nの生きかたを想像するのみである。

g　運命の受容

「私は悲しみと苦しみによっていろいろと教えられてきた」。このことばは静かな威厳とともに語られたが、ここには単なる消極的忍耐だけでなく、自分の運命によって積極的価値が達成されたとの確信が示されている。ここでわれわれは聖フランシスについてのかきもの、つまり古いイタリアの『小さき花』にある、そぼくなことばを想起させられる。「しかし苦しみと悲しみの十字架においてのみわれわれはほこりを持ちうるのである。なぜならば「これはわれわれのもの」であるから」。このことばにも患者のことばにも同じしずかなほこりの口調が感じられる。

こうした意味でK・Nは彼の癩と和解する。この病気を「因果」によるもの、つまり生れるよりはるか以前の祖先にまでさかのぼりうる因果律によるものと彼は信じている。この仏教的なみかたは、災難に直面したさい、多くの日本人の心を支え、自己の運命をうけ入れる助けとなるのが観察される。この因果が除かれるまでは病気をうけ入れるのが当然とK・Nは信じている。その時までは病気の治癒はありえないことだとの確信から、あらゆる医療を拒むのである。

h　自己の肉体への態度

肉体についても上と同じことがいえるわけで、使命を遂行するためには肉体に存続することが必要であり、そのかぎりにおいてこれを尊重し、自殺を思いとどまったのである。運命の受容の中には当然、癩にかかった自己の肉体の受容もふくまれている。しかし一方には自己の肉体の道具視と肉体からの遊離感がある。これはややもすれば肉体蔑視の方向へ傾きがちなはずである。

さらに初めての発病のときのショックを思い出さなくてはならない。その時に感じた肉体嫌悪の念がいまだに意識下に根づよく残っており、生命力の弱まった瞬間などには以前の死への希求が執拗に意識の表面によみがえってくる可能性がある。G・マルセルのいうところによれば、正常人においてさえ、疲れたときなどには「死にたいと思っているような」瞬間がある。[49] その上終末論的意識の下に死の重要性が減少したとすれば、それは尚一層死と彼岸へのあこがれを強めたであろう。友人の目には患者の拒食が「計画的自殺」のようにみえたというのは、それほど的《まと》はずれでないかも知れない。ただし、どのていど意識的に計画したかは問題ではある。

医療および食物に対する拒絶は、たとえ声の命令によるものであるとしても、根本的には以上のような傾向のあらわれと理解される。O・S・ウォーコップによれば、食べることは「死―回避的挙動」に属する最も根本的なものだが、[50] この患者の場合、自己の肉体的生命を防衛し、維持する生物学的欲求がほとんど消失したのかも知れない。こうした現象は正常人においては長期間つづいておこることはほとんどないが、精神分裂病のような生物学的感情と欲求を枯らしてしまう傾向のある病気にかかった人などでは、それほど珍しいことではない。この患者が分裂病であったかどうかは別として、妄想世界での生活こそ彼に生甲斐感を与える「生きた挙動」であって、最後の病気の間に彼はその世界にますます深く没入して行ったのであろう。それがついに致命的な結果を招いたのであった。

i　人格変化

妄想の訂正不能性の根底には患者の人格変化を想定しなくてはならないとK・ヤスパースは言っているが、[2] この患者も自ら人間が変ったと述べている。

「私は生来横暴、わがまま、いっこくな者で人をののしり、人を責める人間であったが、悲しみと苦しみによっていろいろ教えられてきた」「寛容、従順、忍耐、ゆるすこと、せめるなかれ、罪人をも愛す、ということが一ばん大切だと教えられている。自分は肢体不自由な人たちを見ると、かわいくてしかたがなくなる。……根本は愛によって平和を来たらせることである、と教えられている」

その変化は声の教えによるものと述べているが、彼の神秘的体験の結果とみてよいであろう。これらの変化が他人の眼にも明らかであったことは日常かれと身ぢかに接していた人々の証言するところである。それが「人間ばなれのした」愛の人格という方向であったことでは皆が一致してみとめている。

げんみつに言えば、入園前の彼の人となりをわれわれは知らないのだから、この変化がどれほどのものであったかはわからない。しかし彼がいう通り「元来横暴、わがまま、いっこく者で、人をののしり、人を責める人間であった」ということばをそのまま受けとるとしたら、この変化をどう理解すべきであろうか。じっさいに根本的な新しい別な人格が現われたのだろうか。

われわれの考えでは、この変化は新しい世界と価値体系の出現によって人格の構成要素の布置が変ったことによるものと思われる。生活目標や生活の基盤となるもの、すなわち生甲斐とするものが変ればば人格の重心のありかたが変る。そしてさまざまの人格構成要素のくみかえが起るから性格まで変ったようにみえるのである。宗教的回心を経た多くの人に「聖徒性」が生じるとはW・ジェイムズが多くの例をあげて示したところだが、しかしその変化は必ずしも絶対的なものでも恒久的なものでもなく、新しい人格像の中には、必ず古い人格構成要素が歴然とみとめられるし、またどのような「高み」からも人間は堕ちうるものである。この点この患者はあるていどの反省能力を維持し、自分が

「時には感情に走る」ことをみとめている。

この患者は生れつき愛情ぶかい性質であり、生育環境も貧しくはあっても愛情にみちたふんい気であったので、献身とやさしさへの傾向はそのまま伸ばされて行った。他方において彼には強い個性と自尊心と責任感があった。この二つのちがった面が相剋していたことと考えられるが、それが新しい世界と生活目標の出現により、「公と人類」という新しい次元と方向に強く統一されたわけである。今まで自己および自己の家族の生物学的・社会的生存を守るために費されていたエネルギーが解放され、ほとんど全部新しい生活目標のために注がれうることになったのであった。衣食住が国家によって一生保障されている療養所に入ったこと、家族が自分の病のために苦しむのを、少なくともみないですむこと、などの条件によってこのことがさらに助長されたのはいうまでもない。しかし同じ療養所の中でも、欲深い人や所有欲のつよい人もあり、株を買ったり賭けごとをしたりして、できるかぎり金を貯めようとする人さえあることを考えると大したちがいである。

要するにこの患者の内面的な心の姿勢と社会的条件が人生における防衛的態度から彼を解放したといえよう。防衛的態度とは「死―回避的行動」[50]であって、人生において真のよろこびをもたらすことの最も少ないものである。人間が自分の生命を守るためにできる限り少ないエネルギーを用いるようになると、「閉じた魂」は「開いた魂」になるとベルグソンはいう。[51]ここではふつうの人間をしばる利害関係を超越した利他的行動があらわれるのは当然である。

「不自由者をみるとかわいくてたまらなくなる」ということばでもわかるように、彼の利他的行動は道徳的規範にしばられて行なうものではなく、彼の現在の存在様式から自然に流れ出るものであった。

効用を問わず、ただ「そうしたいからする」「生きた挙動」にすぎない。この利他的情緒と行動がとくに弱者や被圧迫者に向けられているのは、苦しんできた者として、彼がすべて苦しむ者に最も強い共同意識を感じるからであろう。

j　患者の妄想の「訂正不能性」について

以上この患者の精神内界をのぞくと、なぜ彼が死を賭してまで声に従ったかがわかる。その声を彼は「神」とは表現しなかったが、擬人化されたある至高の力と感じ、これから授かった使命に生きることに自己の新しい生存理由を見いだし、破壊された古い世界から新しい世界へと更生しうる唯一の足場を見いだしたのである。従って声に従うことをやめることはとりもなおさず生甲斐をうしなうことであり、再び「生ける屍」に堕することであり、人間としての生存の基盤そのものを喪うことである。

人間というものが、単なる生物学的欲求の充足だけでなく、それとともに、時にはそれ以上に、生甲斐を必要とするものであることを考えれば、この患者の妄想の「訂正不能性」は当然のことと了解される。少なくともこの例においては、人間が「快楽原理」よりは「意味原理」によって導かれているのを見る。

十日間の頑固な拒食ののち、ついに友人たちの懇願に対してわずかに譲歩し、いくらかの食事と医療をうけたのは、この患者になお現世に対する適応性と妥協性が残っていたことを示すが、しかしその柔軟性はきわめて少ししか残されていなかった。退院後、桂誠舎でくらした二十一日間において、彼は妄想世界になお深く没入して行った。体の衰えを無視して毎日稲荷への道を歩いて疲れ果てたにちがいないし、この間、ずっとほとんど食を断っていたという。それは二十一日間の断食、祈禱のためであったが、この度もまた病気再発後の祈禱の場合のように、何か奇跡的なことが起るのを期待していたのであろうか。儀式的手続の有効性に対して魔術的な信頼を持つことは精神分裂病傾向の人間においてはそれほど珍しくはない。少なくとも一つのことはたしかである。たとえ健康と生命を賭しても、声の指示に従わないわけには行かなかった。人間としての精神的誠実を守るためにはこの道しかありえなかったのである。

患者の病気は精神分裂病であるとするよりは、分裂病的反応とみたほうがよいだろうが、いずれにせよ、この種の傾向の人が「病識」を持つことは期待できないからK・Nが自分の妄想に対していくらか距離をおいてこれを眺めることができなかったのもふしぎではない。もしこの患者にもう少し自己陶酔能力、支配欲、顕示欲があったならば、りっぱな教祖になっていたとさえ思われる。

k　いくつかの疑問

分裂病性であろうと、その他のものであろうと神秘的体験というものは必ずしもつねに明るい内容を持ったものではない。たとえばルネやシュザンヌ・ユルバンの場合のように、喜び、希望、力を与える代りに恐れ、疑い、不安を与えて生命と力を麻痺させるような、生否定的神秘体験もある。このような例も愛生園にみられた。たとえば一人の患者はとつぜん恐ろしい幻覚、被害妄想、狐による憑依妄想をおこした。これは初めて入園するために旅している途中におこったものである。こうした体験のため、患者は何年間も患者社会でふつうの生活を送ることが全く不可能となったのであった。もしK・Nの幻覚体験がもっと早いAの時期に起っていたならば、やはり恐れや不安の生否定的要素がふくまれていて、現世への適応を不可能にしたであろうか。

しかし、幻覚発現の時期と内容にもその個人なりの必然性があるのであろうから、このような疑問は無意味かも知れない。いずれにせよ、なぜこの患者の場合には幻覚がこのような「前むき」の、ある程度まで生肯定的な方向をとったのであろうか。「前むき」と「うしろむき」との差はどこから出てくるのであろうか。ジャネの患者やわれわれの症例を「不安から恍惚へ[52]」と移したのは何であろうか。神秘体験のこの二つのカテゴリーを、同じ平面の上でならべてみてよいのであろうか。[53]これらは今後さらに研究されるべき問題であるが、おそらく臨床精神病理学と実験精神薬物学という二つのちがったアプローチが解明に役立つものと期待される。

もう一つの疑問はK・Nの友人の一人の証言にある「しまった！」という最後のことばである。それが事実とすれば、この友人の考えるように、K・Nが死ぬまぎわになって自分自身のまちがいに気がついた、ということであろうか。声に従うことによって病の治癒のチャンスを逸したことを悔んだのであろうか。G・マルセルはわれわれの存在には「劇的な構造」がある、とした。[49]一方では「自分は自分の死に対抗し、自分の死にもかかわらず自分を構成しようとし」、他方では「この死との共犯者でありうる、またはそうなりうる」という。こうした存在の構造を前提として以上を理解すべきであろうか。

結語

K・ヤスパースによれば[1]限界状況、あるいはもっと正確にことの本質をいえば「二律背反的状況」におかれた人間の反応には三つの種類がありうる。㈠不決断、不確実および全能力の麻痺によって破滅する。㈡妥協、あきらめまたは自殺の道をえらぶことによって状況と真正面から対決するのを回避する。㈢「統一への意志」と「形而上学的なものへの志向」をたえず新たにすることによって状況を克服し、力を獲得する。

本例の場合、患者は病の再発の時、以上の三つのうちの第一の状態にあったようにみえる。自殺を考えているときには第二のそれであった。しかし、新しい固有の世界に生きるようになってからの生活はどうみるべきであろうか。耐えがたい現実から妄想世界へ逃避したとみることもできよう。しかし多くの分裂病者とちがって彼は現実の世界にもどり、これによく適応し、患者社会で平和かつ友好的な生活をおくった。他人の生命を助ける建設的な面ではふつうの人以上のところがあった。たとえ明らかに病的なものが彼の人格と行動にみとめられたとしても、彼はここで第三のカテゴリーに属していたとみることはできないであろうか。少なくとも彼の人格には独特な力と魅力が示されたことを、彼を知るすべての者が証言している。

精神的存在としての人間の生がおびやかされる限界状況にさいし、これに対処し、これを克服するためにとつぜん働き出しうる力が人間の精神の奥深いところにひそんでいることをこの症例は示す。こうした力とは何か。文化の形而上学的、宗教的、倫理的、審美的側面をつくり上げる上に、これらの力がどのような関係があるか。こうした興味ふかい問題をこの症例はいくつも提起する。彼の場合には病識の欠如、従って自己の意識に対する反省能力の不足、それによる声への絶対的服従などが患者の生命そのものにとって悲劇的な結末をもたらしたが、しかし少なくとも癩の発病と再発によってもたらされた危機的状況は一つの存在様式から他の存在様式へと移ることによって克服されたのである。多くの謎が残されているとはいえ、これはやはり人間の「可能性の淵源」を示す一例と考えてよいのではないかと思われる。

要　約

長島愛生園において癩患者に対する一連の精神医学的調査を行なっているとき、五年前から毎晩就眠中に幻聴で目をさまされるという一例に遭遇した。彼はこの幻聴にもとづく妄想を持っていたが、患者社会の生活によく適応し、「変り者だが人格者」として周囲の者から敬愛されていた。彼の精神症状は療養所にはいる前に始まっている。それは病気が再発したため家族とともに暮しながらもたえず不安が加わって行った数年の後に初めて起ったものである。一切の希望と存在理由を失ったように感じていたときにとつぜん神秘的幻覚が出現し、これによって新しい世界観と使命感を与えられ、絶望と自殺企図から救われた。この結果、他の患者たちにはほとんど人間ばなれがしているとさえ思われたような利他的な生活を送ったが、「声」はまた医療や食事を頑固に拒む方向へと患者を追いやり、ついにそれが彼の死亡の実質的原因となった。一九五七年四月、筆者が面接してから間もなく患者は死亡している。

ここではこの患者の生涯を主として現象学的・人間学的観点から研究してみた。限界状況に直面した人間がこれを克服する方法の一つに、存在様式を変える道がある。この患者はその一例としてヤスパースのいう「人間の可能性の淵源」を示すものと考えた。

文献

（1）Jaspers, K.: *Psychologie der Weltanschauungen,* 4. Aufl., Springer, Berlin/Göttingen/Heidelberg 1954.
（2）Jaspers, K.: *Allgemeine Psychopathologie,* 6. Aufl., Springer, Berlin/Göttingen/Heidelberg, 1953. 西丸四方訳『精神病理学原論』みすず書房、一九七一年。
（3）Leprosy in Japan, Tofu Kyokai, Japanese Leprosy Foundation, Tokyo, 1958.
（4）Kamiya, M.: Psychiatric Studies on Leprosy. Folia Psychiat. Neurol. Jap. 13: 143, 1959.
（5）Kamiya, M.: Psychiatric Cases in a Leprosarium. Kobe College Studies, 9/2: 23, 1962.
（6）Lowinger, P.: Leprosy and Psychosis. Amer. J. Psychiat. 116: 32, 1959.
（7）Arieti, S.: *Interpretation of Schizophrenia,* Basic Books, New York, 1957. 笠原嘉監訳『精神分裂病の解釈　1・2』みすず書房、一九九五年。
（8）Pauleikhoff, B.: Über Veränderungen des Situationsgefüges bei paranoid-halluzinatirischen Erscheinungsbildern. Arch. Psychiat. Nervenkr. 193: 277, 1955.
（9）柴田洋子、妄想の環境分析、精神神経学雑誌、六一巻、一九五九年。
（10）Kulenkampff, C.: Das paranoide Syndrom, anthropologisch Verstanden. In Zutt, J. und Kulenkampff, C.: *Das*

paranoide Syndrom in anthropologischer Sicht, Springer, Berlin/Göttingen/Heidelberg, 1958.

（11）Merleau-Ponty, M.: *Phénoménologie de la perception*, 14e éd., Gallimard, Paris, 1945. 中島盛夫訳『知覚の現象学』法政大学出版局、二〇〇九年。

（12）Kulenkampff, C.: Entbehrung, Entgrenzung, Überwältigung als Weisen des Standverlustes. Nervenarzt 26: 89, 1955.

（13）Sartre, J.-P.: *L'etre et le néant*, 53e éd., Gallimard, Paris, 1957. 松浪信三郎訳『存在と無（上・下）』人文書院、一九九九年。

（14）Zutt, J.: *Vom gelebten welthaften Leibe*. In: Zutt, J. mit Kulenkampff, C.: *Das paranoide Syndrom in anthropologischer Sicht*, Springer, Berlin/Göttingen/Heidelberg, 1958.

（15）Frankl, V.: *Ärztliche Seelsorge* Deuticke, Wien 1952. 岡本哲雄他訳『人間とは何か』春秋社、二〇一一年。

（16）Kretschmer, E.: *Der sensitive Beziehungswahn*, 3. Aufl. Springer, Berlin/Göttngrn/Heidelberg, 1950. 切替辰哉訳『敏感関係妄想』文光堂、一九六一年。

（17）Binswanger, L.: Daseinsanalyse, Psychiatrie, Schizophrenie, Schweiz, Arch. Neurol. Psychiat. 81: 1-8 1958.

（18）James, W.: *The Varieties of Religious Experiences*, Longmans, Green, New York, 1902. 桝田啓三郎訳『宗教的経験の諸相（上・下）』岩波文庫、一九六九、七〇年。

（19）鈴木大拙『禅と念仏の心理学的基礎』大東出版社、一九三七年。

（20）Inge, W. R.: Christian Mysticism, 7th ed. Methuen, London, 1932.

（21）Underhill, E.: Mysticism, Ilth ed. Methuen, London, 1926. 門脇由紀子他訳『神秘主義』ジャプラン出版、一九九〇年。

（22）Delacroix, H.: *Etude d'histoire et de psychologie du mysticisme*, Alcan, Paris, 1908.

（23）Ribot, T.: *La psychologie des sentiments*, IIe éd., Alcan, Paris, 1922.

（24）Starbuck, E. D.: *The Psychology of Religion*, Scott, London, 1899.

(25) Leuba, J. H.: *A Psychological Study of Religion,* Macmillan, New York, 1912.
(26) Sérouya, H.: *Le mysticisme,* Presses Universitaires de France. Paris, 1956.
(27) Gransted, L. W.: *The psychology of religion,* Oxford University Press, 1952.
(28) Zaehner, R. C.: *Mysticism,* Clarendon Press, Oxford, 1957.
(29) 岸本英夫『宗教神秘主義』大明堂、一九五八年。
(30) Janet, P.: *L'automatisme psychologique,* 7e éd., Alcan, Paris, 1913. 松本雅彦訳『心理学的自動症』みすず書房、二〇一三年。
(31) Janet, P.: *La tension psychologique et ses oscillations.* In: Dumas, G.: Traité de psychologie, vol. I, Alcan, Paris 1924.
(32) Ey, H.: *Hallucinations et délire, Les formes hallucinatiores de l'automatisme verbal,* Alcan, Paris, 1934.
(33) Ey, H.: *L'évolution psychiatrique,* Janvier-Mars, 1956.
(34) Clérambault, G. de: *Oeuvres psychiatriques,* Presses Universitairew de France, Paris, 1942.（参考論文　神谷美恵子、フランス精神医学における Automatisme mental の概念、神戸女学院大学論集第三号、一九五四年）。
(35) Levy-Valensi: L'automatisme mental dans les délires systématisés chroniques d'influence et hallucinatoires Le syndrome de dépossession. Encéphale 22: 562, 1927.
(36) Schneider, K.: *Zur Einführung in die Religionspsychopathologie,* Mohr, Tübingen, 1928. 懸田克躬他訳『宗教精神病理学入門』みすず書房、一九五四年。
(37) Levy-Bruhl, L.: *Les fonctions mentales dans les sociétés inférieures*, Alcan, Paris, 1922. 山田吉彦訳『未開社会の思惟（上・下）』岩波文庫、一九五三年。
(38) Blondel, C.: *La mentalité Primitive,* Stock, Paris, 1926.
(39) Séglas, A.: *Lecons cliniques sur les maladies mentales,* Asselin & Houzeau, Paris, 1895.

（40）Sartre, J.-P.: *La vie imaginaire*, 30e éd., Gallimard, Paris, 1948.
（41）Lagache, D.: Les *hallucinations verbales et la parole*, Alcan, Paris 1934.
（42）乾孝ほか、教祖、青木書店、一九五九年。
（43）岩橋通子ほか、教祖、神戸女学院大学社会学科卒業論文、一九六一年。
（44）Minkowski, E.: *Le temps vécu*, d'Atrey, Paris, 1933. 中江育生他訳『生きられる時間　1・2』みすず書房、一九七二年、七三年。
（45）島崎敏樹、精神分裂病における人格の自律性の意識の障碍、精神神経学雑誌、五〇巻、一九四九年、五一巻、一九四九年。
（46）Ortega y Gasset, J.: Man and people, translated from the Spanish by Trask, W. R., G. Allen & Unwin, London, 1957. 佐々木孝訳『個人と社会』白水社、二〇〇四年。
（47）Storch, A.: Beiträge zum Verständnis des schizophrenen Wahnkranken. Nervenarzt. 30:49, 1959.
（48）Sullivan, H. S.: *Clinical Studies in Psychiatry*, Norton, New York, 1953. 中井久夫他訳『精神医学の臨床研究』みすず書房、一九八三年。
（49）Marcel, G.: My Death and Myself. Rev. of Exist. Psychol. Psychiat. 2: 105, 1962.
（50）Wauchopek O. S.: *Deviation into Sense*, Faber & Faber, London, 1948. 深瀬基寛訳『ものの考え方』講談社学術文庫、一九八四年。
（51）Bergson, H.: *Les deux sources de la morale et de la religion*, 88 éd. Presses Universitaires le France, Paris, 1958. 中村雄二郎訳『道徳と宗教の二源泉』白水社、二〇〇七年。
（52）Janet, P.: *De l'angoisse à l'extase*, vol. 1 et vol. 2, Alcan, Paris, 1926 et 1928.
（53）宮本忠雄、実体的意識について、精神神経学雑誌、六一巻、一九五九年。

（一九六三）

人間学

人間学の話はどうしても抽象的にきこえがちなので、かつてファン・デン・バーグがやったように、初めにいきなり具体的な症例を一つあげて、人間学的な立場では、これに対してどのような見かたをするか、どのような治療上の態度をとろうとするのかを、あとで述べることにしたい。

一つの症例

患者は二十五歳の大学生。主訴は対人恐怖と心悸亢進の発作。彼は以前、ある女性と交渉があったが、彼女が婚約を希望するのに、それを踏みにじって別れ、その以後は、ひたすら勉強に没頭してきた。三ヵ月に一度、両親のもとを訪れ、あたたかく迎えられるが、本人はその度に両親に対する憎しみに燃える。未来のことは考えるに耐えない、という。

右の訴えをもう少し詳しく、次の四項目にまとめてみる。

世界について

患者のいうところによると、世界は変わってしまった。道はひどく広くなり、からっぽになり、家家には色彩がなく、みな雨戸がしまっているようにみえ、みな古びて今にもこわれそうだ。まるです ぐ自分の上にのしかかってきそうで、町へ出るのは危険な気がする。それで昼間は外に出られない。——以上の話をするとき、患者はいきいきと詳しく描写するので、こちらとはべつの世界に生きているのだ、と思える。たしかに彼の見ている世界は単なるあそびの幻想ではなく、正真正銘、彼にとっての現実にほかならないのであろう。ところが、われわれがよく調べてみると、われわれの眼には、彼のいうようなことは一つも存在しないのである。

身体について

患者は心臓やその他の筋肉についていろいろな訴えをするが、内科の検査をうけても、どこも悪くない、といわれる。

他人について

他人とは全然つきあわない。友情も愛もみな嘘である、と患者はいう。町の人も奇妙に自分から遠のいている。みな生きていない、あやつり人形のように動いている。人をみると不安で孤独に感じ、こわくなり、腹が立ってくる。あらゆる人間は自分の敵だと思う。その証拠はたくさんある、という。

過去と未来について

過去に対してはうらみの念があるだけ。未来は考えるだけでおそろしい、という。しかし、患者の生い立ちについて、ほかの人びとにきいてみると、彼の生家は温い家庭であったとのことである。

人間学的な問い

以上のような症例に対して、いわゆる疾病分類学的な見かたをするなら、不安神経症という診断を下すことになろう。また精神分析的な見かたをするならば、無意識の中に抑圧されたコンプレックスの投影とか、転換とか、転移とかいう説明のしかたが出てくるであろう。ところが人間学の立場では、何よりもまず、患者の考えることと、「現実」との間のずれを問題にする。このずれは何によるのか、をよく掘り下げようとして、次のような問いを問いかける。

(1) 人間とその世界との関係はどんなものであるか。人間が精神障害におちいると、この関係はどんなふうに変わるか。

(2) 人間とその身体の関係については如何。

(3) 人間と時間との関係、空間との関係如何。

その他、まだ多くの問いが問われてきた。たとえば人間の主体的な行動のしかた、人間と物との関係(密度、固さ、色彩その他)、明るさ、速さとの関係など。

人間学的な答

人間とその世界について

人間が生きている世界は決して単なる物理的空間ではない。たとえば冬の夜、孤独な人が、親友の来訪を待っている間、期待に胸をふくらませて見る周囲のものと、その友人が急にさしつかえができてこられなくなったと知らせてきたあとで見るものとでは、同じへやの様子でもまったくちがって見える。つまり、人間とその世界の関係はあまりにも密接であるため、これを分けて考えることは、人間の体験の内容を忠実にあらわすことにはならない。あらゆる人間はそれぞれの国籍、文化、性、年齢、性格、生活状況その他によって、それぞれちがった世界を見ている。いいかえれば、世界は、それぞれの人に対して、それぞれちがった相貌（顔つき）をあらわしている。

前記の患者がみている世界の描写も、そのままほんとうなのであって、彼がまさに精神的に崩壊しようとしていることが、そこに如実に現われている。人間学は、まず患者のいうことをそのまま受けとめて、患者の世界のありかたを知ろうとする。こうすることによって初めて医師は、先入見なしに、いきなり批判することなしに患者の世界に自分の身をおき、患者の眼で世界を見てみることができる。

人間と身体について

「客観的に」反省してみれば、人間のからだと意識を分けて考えることができるが、ふつう人間が何の気なしに生きているときには、自分は自分のからだと一体になっている。つまり、反省以前の人間は身体と一つになっている。また、これは動物学者たちもいっていることだが、生物の身体と、それをとりまく世界、つまり環境とは、たがいに作用し合っていて、いわば、たえず対話をつづけているといえる。

したがって、右の患者の世界が崩壊しかかっているとすれば、当然、彼のからだもこれに反応して、彼と対立し、死におびやかされる。心臓発作はそのあらわれと考えられる。

人間と他人との関係

人間は他人との密接な相互関係の中で生きている。他人が自分に対して示すことば、まなざし、身ぶり一つで、人間のもつ世界は、あるいは光り輝き、あるいは闇にとざされる。したがって、ある人のもつ対人関係の質は、彼の世界の相貌や遠近を左右する。

前記の患者は、対人関係がすべて恨みや憎しみの念を基盤としているため、すべての人は彼から遠のき、彼もまたすべての人を避ける。このため、彼の世界は不吉でうつろな相貌を示し、いまにもほろびそうにみえる。

人間と時間の関係

人間の過去とは、物理的な時間の歴史ではなく、現在、自分に姿をあらわす過去である。またそれは未来において姿をあらわす過去でもある。また未来も現在にふくまれているもので、それは現在姿をあらわしている未来である。

したがって右の患者は、「客観的」には温い家庭で育ったとしても、現在の彼にとっては、過去はすべて恨みの念をおこさせるものでしかない。また彼が他人との接触を避けるのは、過去における他人との接触体験がみな失敗に終ったので、必ず同じことが未来にも待っているだろうと彼に思われるからであろう。この際、過去は未来において姿をあらわす、といえる。このように、人間が体験する時間、いわゆる「生きられる時間」は物理的時間とはまったくちがった性質をもっている。

人間と空間の関係

同じように「生きられる空間」も、物理的空間とちがって、それぞれの人間にとって、ちがった性質を示す。右の患者からみると、町の人々は奇妙に遠のいてみえ、また道は大へん広く、空《から》っぽにみえる。他人との接触をおそれる人間は、このような「空《から》の空間」にとりまかれる傾向がある。これは、たとえばクーンという人間学派の学者が神経性食欲不振症の例において示した。

人間学的な治療態度

以上は、人間学的な見かたを、ごく大まかに述べたものにすぎないが、ここで目標となっているのは、人間としての精神障害者を、全体的に理解しようということである。人間というものを理解するには、単なる自然科学的な見かたや、疾病分類学的な見かたや、精神分析の機械論的な見かたでは、まったく不十分である、という批判がそこにはふくまれている。

人間学はそういう方法論的、理論的批判から一九二〇年代にヨーロッパで始まった。そのため、実際の治療的応用への関心は初めのうちわりにうすかった。しかし、第二次大戦後、とくに一九五〇年代になって、心理療法への試みが活発になってきた。

人間学は、はっきりした治療の技法を生みだしていないが、それはむしろ当然のことであろう。というのは、それは意図的に技術主義に反対しているからである。

まず患者の世界と、その世界での彼のありかたを理解すること。そこから治療への道はおのずからひらける。何よりも医師が患者と同じ世界に身をおき、同じ人間どうしとして「出会う」ことが大切とされる。

そして患者のありかた、つまり前述のような世界、身体、他人、時間・空間との関係などを、彼の生活史の中から探求して、どこがどう変容してきたかをさぐる。患者は神経症や精神病のために、自己本来のありかたから逸脱してしまい、自由を失っているが、医師はいわば人生の伴侶として患者とともに、患者の自由回復の道をさぐって行く。自由とはこの場合、患者がほんらいの自己をとりもどし、自分のもっている可能性を実現して行けるようなありかたをいう。それを回復するには、医師との出会いを通じて、患者自身が自分のありかたをはっきりと自覚し、過去にこだわることなく、未来へと、自己の責任と選択によって、積極的に歩み出せるようにならなければならない。

ロゴテラピー

人間学派の中で、とくに心理療法に積極的な意欲を示し、多少とも技法ともいうべきものをあみ出したのはウィーンのフランクルである。彼のいうロゴテラピーとは、人間のもつ自由性と責任性に訴えかけ、患者のものの見かたを変えることによって治療しようとするものである。人間というものは、毎日の生活を意味あるものと感じたいもので、この意味や価値への欲求がみたされないときに神経症になる、とフランクルは考えているが、ロゴテラピーは、この種の神経症にとくに適用される。

ロゴテラピーの技法として、神経症に多い、いわゆる「期待不安」に対する「逆説的志向法」がある。これは不安の対象から逃げるのではなく、むしろ逆にそれを志向しよう、という態度をとらせるやりかたで、わが国の森田療法に通じるものがある。たとえば、前記の不安神経症の患者のような場合、不安発作に対して非常な恐怖と不安を抱くものであるが、「発作がおこってもよい」「むしろおこるがよい」というふうに、逆手に出るような心のもちかたをとらせると、発作はかえっておこらなくなることは、われわれも臨床でたしかめることができた。

もう一つのフランクルの技法は強迫神経症にむくもので、ある強迫観念にとらわれている場合、これに対して「反省除去法」をすすめる。つまり、ある特定のことへの注意の行きすぎから解放することであって、そのためには、自己の人生に意味と価値をあたえてくれるようなものに心をむけて、それに専心するのがよい、とする。以上はいずれも、自己の苦悩にたいする態度を変えることを患者にもとめることで、たとえ身体的な悪性疾患に悩む患者でも、いわゆる「態度価値」をあらわすことによって、さいごまで人間らしい生きかたを全うすることができるという。

以上は主として神経症のことを述べたが、じつをいうと人間学の理論的な仕事も、心理療法への努力も、内因性精神病、とくに分裂病に対して、はるかに多く行なわれてきた。またさいきんはうつ病に対する関心もめざましく、こうして、今までただ「内因性」というレッテルで簡単に片づけられていた病気にかかった人たちの、生の構造と内容がどうなっているのか、が以前とくらべものにならないほど明らかにされてきた。したがってまた、彼らに対して手をさしのべる手がかりも、それだけ多く出てきたわけである。

その他、精神病質、幼児自閉症、性的異常、思春期やせ症など、ほとんど精神医学の全領域にわたって、人間学的な探究が行なわれてきている。

人間学の概念と名称

以上によってやや明らかになったように、精神医学で人間学というとき、これは決して、ただ哲学的思弁にふけることを意味しない。時間性とか空間性とかいえば抽象的にきこえるが、精神障害者においては、これらがもっとも具体的な変容を示すのであるから、逆にこれによってわれわれは人間性の基本的な属性を学ぶのである。

いわゆる哲学的人間学とちがって、ここでは具体的な個々の患者に即して、患者の全人間を理解しようとするのであって、これは医師としての科学的認識と実践において、ぜひとも必要とされる一面、しかも精神医学では恐らくもっとも重要な面であろう。

今まで人間学と簡単にいってきたが、じっさいには、この概念の中にさまざまの流派や名称がふくまれていて、ややこしい。一九二〇年代にヨーロッパで始まって以来、次々といろいろな学派が出てきた。その主なものを拾えば、ドイツ語圏では現象学的または実存論的人間学、現存在分析（以上ビンスワンガー）、実存分析（フランクル）、了解的人間学（ツット、クーレンカンプ）。フランスでは現象学的または構造論的分析（ミンコウスキー）のほか、一般に実存分析という名称が使われている。

人間学は一九五〇年代になってやっとアメリカに輸入されて、急に一部の精神医学者や心理学者の注目をあつめはじめた。アングロサクソンのプラグマティックな考えかたにとっては、かなり異質なものと思えるし、イギリスでは、ほとんど受けつけられていないのに、*これはそれ自体、注目すべき現象だと思われる。

ともかくアメリカでは一九六〇年代の初めに「実存的」精神医学の雑誌が二種類もあいついで創刊され、書物や論文もかなりあらわれてきた。アメリカでの名称は「実存分析」existential analysis のほかに、「存在分析」ontoanalysis というのもある。こうしたアメリカでの刊行物には、メイ、オルポート、マスロー、ロジャーズなどアメリカの学者とともに、ビンスワンガー、ミンコウスキー、ボイテンディック、フランクルその他多くのヨーロッパの学者が執筆しているから、今やこの潮流は世界的なものとなったといえよう。

日本では、むしろアメリカよりもはるかに前から、つまり、すでに一九三〇年代から、ぼつぼつ輸入されていたのだが、なかなか理解されるに至らず、ここ十年ぐらいのところ、やっと本格的に消化され始め、独自な開発もみられるようになった。日本では「人間学」という総称がよく定着しているようにみえる。この研究方法および実践に関心のある精神科医は、とくに京大、東京医歯大、東大関係者に多いようである。

人間学の現代的意義

人間学派の中で、現代についての意識がもっとも鋭いのはフランクルであろう。彼は神経症というものを時代精神のあらわれと見、これを臨床において、深く分析している。巨大な産業機構の中に埋没し、独自の個が見うしなわれる時代。人間より技術が優先する時代。意味と価値への、人間ほんらいの欲求がみたされぬ時代。フロイトの時代のように、単に性的なものだけでなく、責任感や宗教心のような、人間の本性と思われるものまで抑圧される時代。こうした時代には、いわゆる「実存的神経症」や「文明神経症」が増えるのだ、と彼はいって、臨床統計をあげている。

たしかに、現代は今までの歴史にみられなかったほど、「人間疎外」への速度が加速されている時代といってさしつかえないであろう。こういう時代に、もう一度人間性というものをみつめ、人間を主体とする文明へと方向を切りかえる必要がある。したがって、「人間学」の必要性が現代ほど痛感される時はない。それは世間一般の雑誌や新聞にも、よくみかける要請である。

もし精神医学における人間学が、ただ精神障害者だけを対象とするものでないならば、この人間学こそ右の要請に答える任務を負わされているものといえよう。そしてまさに人間学のもっとも重要な建設者ビンスワンガーの志向は、精神障害者をもふくめての、人間一般の存在の基本構造を探ろうとするものであった。一般に、人間学では精神障害者といわゆる健康者との間に、それほどきっぱりした線はひかない傾向がある。

しかし、現代の要請に十分こたえられる現状か、というと、問題がなくはない。たしかに人間学は、今まで気づかれなかった人間の存在様式について多くの光を投げた。それは現代の貴重な業績にちがいない。しかし、この流派の思考方法に、かなりの甘さと弱さがあることは、さいきん「構造主義的人間学」の立場から、ミッシェル・フーコーによって痛烈に批判された。フーコーは哲学者であると同時に、フランスの一流精神医学者たちのもとで、長年臨床と研究をした人であり、人間学ともっとも近い立場にあっただけに、彼の批判には重みがある。

彼が批判する点の一つは、精神障害と文化の関係をもっと重視すべきだ、ということである。周知のように、すでにフランスの社会学者やアメリカの文化人類学者たちが、各文化によって、何を正常と考えるか、の基準がちがうことを指摘した。精神障害者とは、この基準からの逸脱者として疎外される者である、と彼らは考えた。しかしフーコーは問う。果たしてそれは単なる逸脱という、ネガティヴなものにすぎないのであろうか。むしろ、精神障害とは、その母胎となった文化の実態を、ポジティヴにあらわすものではなかろうか、と彼は主張する。これをたしかめるために、「狂気の歴史」を深くさぐり、現代の西欧社会にみられる精神障害のかたちは、西欧の歴史の産物である、と結論する。したがって、たとえば分裂病者の世界にある数々の矛盾を解読するには、生存条件の中の現実の葛藤を「構造論的モデル」とするほかはない、という（『精神疾患と心理学』一〇一ページ）。

われわれ日本の精神科医としては、ヨーロッパの先達に学ぶとともに、この辺で自らの足で立ち、自らの眼で患者と社会とを観察し、自らの頭で以上を検討してみるべきであろう。自らの文化の中で出会う人間こそ、われわれにとってもっとも大切な研究と医療の対象であり、その中で築かれた人間学こそ、自ら普遍性をもったものになるにちがいない。

以上では枚数の関係から、人間学の発達の歴史、したがって現象学や精神分析学との関係についてまったくふれなかった。しかし、人間学はこれらに負うところがきわめて大きいこと、また生物学的な視点をも、すべて積極的に受け入れて、新しい総合に到達しようと努力していることを一言、つけ加えておきたい。

＊後記（一九七三）　英国でも昨今人間学の影響があらわれはじめた。その代表的著者は精神科医 R. D. Laing で、彼の著書はすでに数冊日本語に訳されている。

（一九六九）

「ピネル神話」に関する一資料

はじめに

精神医学史に関心ある者の間でちかごろ論議をまきおこしている話題の一つがいわゆる「ピネル神話」である。ことの起りはミッシェル・フーコーが『狂気の歴史』（一九六一）[1]や『精神疾患と心理学』（一九六六）[2]の中でピネルの功績として伝えられてきたものは神話にすぎない、と言い出したことにある。ピネルは一七九三年にパリのビセートル病院で鎖につながれていた精神病者たちを解放したということになっているが、実際はどうかと言えば、「病人たちのまわりに道徳的な鎖を再びはりめぐらし、収容施設を一種の恒久的審判所のようなものにしてしまった」（『精神疾患と心理学』、邦訳一二五ページ）のだという。何しろ構造主義者として脚光を浴びている人物が何年もかかって研究したあげくの発言だから、関係者一同が少なからず衝撃をうけたのも当然であろう。その結果、いったい事実はどうなのか、とあらためて検討する人びとが出てきた。その現れの一つがポステルらの論文（一九七一）[3]であって、大橋がその趣旨を専門誌に紹介している。[4]その紹介文との重複は避けたいが、ポステル論文を要約すると次のようになる。

フィリップ・ピネル（一七四五—一八二六）が近代精神医学の基礎をつくり、精神医療の改革を行なった、という「伝説」に対しての反論はすでに百年ちかくも前から現われた。たとえば精神医学史家レールの学会講演[5]やリッティの論文[6]がその例である。ピネル神話の主な出所は息子のシピオン・ピネルや、彼の子孫であり、同時に精神医学史家でもあったルネ・スムレーニュの多くの書きものらしい。しかしその彼でさえ無条件に先祖の手柄を誇ったわけではなかった。たとえば精神医学史家フリートライヒがピネルを精神医療改革者として絶讃したとき、スムレーニュはこれに保留を加えた。彼の考えでは、ピネルのしごとは実践の上でも学理の上でも独英の先人や同時代人に負うところが多く、必ずしもピネルの独創とは言えない。ピネルが成功をおさめたとすれば、それは先人によって指摘された欠点を抑え、先人によって指示された改革を実行に移したからであろう、とスムレーニュは述べている。

以上ポステルらによって、フーコーの説がべつに新しいものではないことが判明した。しかしまた、ピネルのしごとの実態がどのようなものであったかは別として、事の性質上、精神医療改革という事業ほど成り難いものはなく、持続しにくいものはないことも考えておく必要があろう。それは精神医学史の上で至るところ、至る時代にみとめられる事実である。改革への意志がたえず更新されなくては持続はありえない。

大橋論文にはピネルの存命中、一八一九年に彼の弟子エスキロール（一七七二—一八四〇）が調べたフランス三十三都市の精神病院調査報告が引用されているが、ここでは英国の精神科医で例の「無拘束」主張で有名なコノリー（一七九四―一八六六）が一八三八年にビセートル病院で見聞したことの記録[7]から抜き書きしておこう。

たけり狂った精神病者たちは床《ゆか》の上に眠り、無力な者はわらの上に横たわっていた。そのわらはめったに取りかえられはしない。看護人たちは依然としてだらしない恰好をし、乱暴にふるまい、棒や鞭や重い鍵で武装し、野性の犬をひき連れて病室にやってくるのだった。

ビセートルでピネルが「改革」を行なってから四五年後の有様が右のようだったわけである。しかし、それだからと言ってピネルの事跡が神話であったと断定するわけにはいくまい。それにはもっと史実が明らかにされなければならない。ところでその史実の少なくとも一部を解明するために、ポステルらは一つの事実を発見している。それはピネルの主著『精神病に関する医学―哲学的概論』の第一版序文（以下Aとする）と第二版（以下Bとする）との間に大差があるということである。第一版は一八〇一年、第二版は一八〇九年に出ているのだが、BはAを大幅に変えてあるのだ。ミスプリントなのか、それともピネル自身がうっかりしたのか、ふしぎなことに彼みずからBをAとして第二版の冒頭にかかげているので、後世の歴史家はだれひとりこのことに気づかなかった。第一版は印刷も粗悪で入手し難くなっているためもあろう。たとえばフーコーの『狂気の歴史』の巻末文献表にはピネルの本の第一版をあげているのに、本文ではBから引用している（四五七ページ）。またジルボーグの『医学的心理学史』にもBがAとして全文転載されており[8]、これがさらに「あやまりの伝播」に拍車をかけているらしい。

一八〇一年から一八〇九年までの八年間にピネルのしごとや考えかたにどういう変化があったか。

両序文に共通なものは何か。共通なあやまちは何か。このような点を検討することによって史実を明らかにしておくことはジルボーグの古典的著書の訳者としての責任かと思うので、次にAの全文を訳載し、その上でAB間の差の精神医学史的意味を多少とも検討してみたい。

さいわいポステルらの論文にはABの縮刷フォトコピーが並べて掲載されており、一見してその異同がわかるように工夫されている。次にAを訳出するに当って、Bと全く同じ文章であるところは小さい活字にして行を改め、一段下げておくから、それ以外の部分はBでは削られた文章であることが明瞭となろう。ちなみに分量の点からいうとAとBの比は約二対一であり、Bの中でAにない箇所はB全体の半分をやや下まわる。そうした箇所の内容がどんなものかは、次のAをジルボーグの本のBとつきあわせてみれば直ちにわかるところだが、主な点については後述する。なお、ここかしこに一語二語ずつ、とびとびに修正されているところがBにあるが、その大部分は重要な意味を持っていないと思われるので、ここでは論外としておく。

ピネル「精神病に関する医学−哲学的概論第一版序文」全訳

精神病の性質と治療に関する知識の進歩は諸国民の文明の進歩の度合に応じて、他疾患についての知識の進歩と歩調を合わせている。

ごく初期のころから人類は狭量な経験主義にみちびかれて、いわゆる特効薬なるものを採用した。その効能は誇張されて伝えられ、また効果を強めるために何回となく使用法が変更された。

これらの治療法は多くの場合、たんに神話的なものにすぎず、その使用法についての指示もながながと事こまかにくだらないことを述べているにすぎない。こうした行きあたりばったりの模索をみて、注意深い観察力をそなえた人たちの心に疑惑の念がよびおこされないことがありえたろうか。まさにその時以来、この学問の真の基礎がつくられ始めたのである。つまり、薬物使用以前の必要な知識として狂気《マニー》の研究と狂気の最初の記述が始まったのである。同時に、精神病者たちの治癒をしばしばもたらすものとして心身の養生法の強い影響力にひとが気づかないことがありえたろうか。しかし間もなく、これらの堅実な原理は何世紀もの無知と野蛮さの中で見うしなわれ、ヨーロッパにおけるルネサンスのときに少しばかり姿をふたたびあらわしたのであった。この時代にはギリシャ人やラテン人が狂気について書きのこしたもののうち最も明敏なものが訳され、註解された。とはいえ、当時の人はこれらにただ迷信的な敬意を払っただけで、そのモデルに従うことはしなかった。すなわちその後、人びとは仮説にたよる精神のため、観察という正道からまたもや逸れてしまい、見当ちがいなやりかたで他の諸学問を医学に応用するようになってしまった。以上のような過去の模範やあやまちを眺め、人びとが道をふみ迷ったことを見るとともに、一方では自然科学(9)があらゆる分野で秩序正しく、きびしい進歩をなしとげてきたことを考えるとき、今や何世紀以来、放置されたままになっていた狂気に関する観察の糸をふたたびとりあげざるをえないのである。本書をあらわす私の意図はまさにそこにある。それは人間精神の一般的歴史と医学において行なわれるべき新しい進歩が要請するところでもある。

エレボール（注＝うまのあしがた科植物）を内服させて狂気または他の慢性病を治すこと、その選択法、製法、使用法の指導は古代ギリシャ時代の人知の傑作であり、むしろ彼らが最大の苦心を払ってあみ出した経験主義の結晶であった。これらの規定のうち、あるものは賢いものに見えるが、他のものは煩瑣《はんさ》かつ愚劣で、ただ民間の偏見や迷信にもとづいたにすぎないもののように思われる。オイテー山のエレボールのほうがすぐれているかそれともガラテイア、またはシケリアのであろうか。エレボールを内服する前夜にとるべき食物は何がよいか。胃は満たされているべきか、空《から》であるべきか。この薬の催吐作用を強めるのに適した飲物は何か。こうしたことが真剣な論議の対象となったのである。患者たちが猛烈に反抗するためにしばしば困難をきわめ、薬を薬でないもののように見せかけたり、薬を食物にまぜて服用させるなど、罪なき策略や悪がしこさを必要とした。この植物のあまりにも強い作用、もしくは有害とさえいえる作用を匡正したり、変化させたりする技術や、患者の個人的体質や病気の時期に応じてとるべき注意は、工夫力に富んだ人にとってさえ、多くの熟練を要する実践上の問題であった。しかし、この時代の医者たちは、この薬を有効にする確実な方法をついに発見した。それは彼らの巧みな知恵の何たる勝利であったことか。その方法とはくりかえし口内を洗うこと。強い匂いを用いること。身体の位置を変えること。四肢を摩擦することなどである。窒《ちっ》息、喉頭痙攣、烈しい吃逆、失神、譫妄の危険のあるさいには、エレボリスムのあらゆる巧妙な手技が発揮された。たとえば宙づりになったベッドに患者をのせてゆさぶること、あんぽう、灌腸、くしゃみをひきおこす刺激を与えること、胃の働きを助け、症状を除くための無数の便法などである。

ヒッポクラテスの出現とともに、薬物の経験的使用法と真の医学との間に永遠の隔壁が打ち立てられてしまった。真の医学とは諸疾患の性質と経過に関する深い探究である、と私は言いたい。ヒッポクラテスは彼の眼前にひらけた分野があまりにも広大であったため、狂気《マニー》については何ら特別な見解を展開することができなかった。とはいえ、彼は最も正確な記述的方法の一般的範例を示してくれたのである。この方法のよさがわかる人たちは、精神病の記述と治療に関する論文を書き始めるにさいしてこれを模範としている。アレタイオスがのこしてくれたこの神経病についての記述ほど見識あるものはない。その特徴的症状、再発への傾向、この病気がもたらす心身の昂奮の程度などが述べてある。ただしアレタイオスは学識のほまれが高かったためか、自分の勢力について、あまりにもながながと書き立てすぎている。

ケルススの説は精神病者の治療になお一層じかに役立つもので、彼が病人たちの脱線行為を観察するのに馴れていたことを示している。患者たちの指導法。まちがった考えを持つ患者の場合にはこれを匡正する方法。時によって必要となる抑制法。患者の気持を和げるためにしばしば有効な温情や親切。持続的な身体的運動や困難な作業をさせるべしとのはっきりした指示。以上がケルススの見解であって、その有益な効果は後世の経験がつねに確証しつづけてきたところである。狂気《マニー》を治すために、時には冷酷な扱いや暴力的な行為が必要であるとケルススは述べているが、だからと言って、こうしたやりかたが彼の名のもとに許されてよいものであろうか。カエリウス・アウレリアヌスは文章の優雅さと純粋さではケルススよりもはるかに劣っているが、彼はその狂気《マニー》に関する論文においてまた別な名誉を得ようとしたように思われる。この病をひきおこす諸原因、先駆症状、特徴的症状が彼の書きもののこの部分には注意ぶかく記されている。精神病者たちの感覚器に対してあまりにも強烈すぎる刺激を避けさせるようにすすめ、次に彼らのあやまちを匡正するのに適切な管理法を述べ、指導者の避けるべき二つの危険な点を示している。一つは無制限な寛容、もう一つは不快な気持をひきおこす厳格さであって、これら両極端の間のちょうどよい中庸を教えているのである。つまり適切な時に患者に対して堂々たる威厳を示したり、真情あふれる率直な態度をとったり、正直であけっぴろげな態度によって患者たちの敬意と評価をかちとり、彼らからたえず愛されると同時に恐れられる者となりうる、すぐれた才能を言っているのである。こうした巧みな能力は何人かの現代人も持っているのだが、その由来を私はここで示すつもりである。

幾世紀ものあいだ、以上のような明晰かつみのりゆたかな原則がもっと発展しなかったのはなぜであろうか。とりわけ精神病があれほどひんぱんに、あれほどさまざまな形をとってあらわれたギリシャやイタリーで、どうしてもっと発展しなかったのかとふしぎに思われる。

しかし、この問いに対する答をみつけるのはたやすい。人間の精神の一般的な進み具合を少し考えてみればわかることである。観察への才能というものは、術策を弄したり、自らを光らせようとしたりする技術《わざ》とは無縁に、それみずからの力を発揮するとき、見識ある人びとからいち早く注目され、あらゆる時と所の人びとの尊敬をかちとるものである。新しい体系の輝かしい特質や、適当に人の目を惹くような、すぐれた巧みさは人びとの心にしばしば衝撃を与え、大きな名声を生み出す。上述の観察者たちに対してガレノスはこうした利点を持ちあわせたのであったが。

まさにここにこそ精神病に関する医学が経験した最大の障害物が存在するにちがいない。ガレノスは独断論者、方法学派、経験主義者、折衷学派など種々な流派とたえず戦わなくてはならなかったし、彼自身ヒッポクラテスの向うを張り、諸学派を支配しようという野心もあったし、奇跡にちかい予後判断能力や解剖学研究などで精一杯であったので、或る一つの特別な学説にだけ没頭する時間も意欲も残っていなかった。ところがガレノスは後世の人びとに大きな影響を及ぼしたため、彼に一種の迷信的な崇拝をささげた人たちは皆上記の学説から離れてしまうことになった。この人たちとは十六世紀以上もの間、ヨーロッパ、アジア、アフリカにおいて学問を研究したほとんどの人を指すのである。

ガレニスムおよび医学に適用された偽の化学に対して戦いが起ったが、これは多くの不快な念を爆発させただけで、人知の歩みをより賢いものにせず、より確実なものにもしなかった。精神病の研究はただたよりない編さん物をもたらしただけで、それらは医学の一般的体系の中にいわば迷いこみ、その所在も明らかでなくなった。しかもこれらの体系は意味のない単語と、この学派特有の、みのりなき用語に満ちているのである。ゼネルト、リヴィエール、プラター、ヘウルニウス、ホルスチウスらは習慣によって神聖化されたことばを思うままくりかえすことによって、すべてを述べ、すべてを探究したと信じた。たとえば脳の無節制・診断・予後・従うべき指示等である。そして彼らは教授としての身分を利用して、この点あの点に関する自説をひろめ、多くの弟子たちから称讃されるようにふるまった。この弟子たちはつねに師をほめたたえ、師の名声にあやかることに熱心であった。彼らの立派な、学ある説明によると、精神病の治療ほどたやすいものはないように見える。この病の原因はうたがいもなく「生気《エスプリ》の悪質な、火のような不調」にあるか、もしくは或る体液によるものとされ、これを排除するにはまず薬物を処方しなければならなかった。他の者によれば、この病の原因は或る病的な物質であって、それは脳と心臓からとり出されるべきものであり、次いでこれをうまく変化させ、よけいな有害物としてただちに取り除くべきものである、という。

このような巧妙な操作を可能ならしめるために自然全体が無数の薬剤を生み出して貢献しているように見えた。例えば、或るものは黒胆汁を稀釈するための冷たい湿った性質を帯びており、他のものは多少とも積極的な下剤として上記のものに続くようにできていた。エレボールが忘れられなかったことも想像にかたくない。心臓と脳を強くするために適当な或る種の物質の内服が治療の補助的方法として行なわれた。たとえば麻酔作用のある粉末の使用がそれである。外洋貼薬は頭部、心臓、または肝臓に対して用いられた。それはヘウルニウスのいうように「その内臓を再建するため」にである。神秘的な新効薬は挙げないでおこう。これらは盲目的な信じやすさのために神聖化されたもので、アラビア医学の複雑な諸方式と肩を並べるのに全くふさわしいものである。

ガレニスムから解放されて以来、人知が自らに頼って行なった最初の歩みの一つは、観察の道によって精神病学説に新しい考えを加えることであった。この功績はファンヘルモントによる。彼はとりかぶとの根をただ味わっただけで精神機能の混乱ともいうべきものを経験し、驚嘆の念にみたされた。この奇妙な錯覚の原因を探ろうと試み、二時間ほどのあいだ、理性の座は前胸部にあるのではないか、と信じた。狂気の諸現象はこの事実を説明するのに適していると彼は考え、すでに病気が治癒している何人もの精神病者の体験をひきあいに出す。つまり、この病人たちは発病のさい、一種の雲のような蒸気が仮肋下部から頭部のほうへ昇って行き、そこに強い支配的な観念を発展させるのを感じたのであった。この著者によれば、こうした観念はわれわれの構成要素に浸透するから、病を治すためには別の、もっと強い観念によってこれを破壊するか、もしくはこれと平衡を保たせる必要がある。恐水病患者に対する治療法として、長い間彼らを水に漬けておくやりかたがあること。また狂人がたまたま事故で深い池に落ちて仮死状態でひきあげられて蘇生させられたとき、かえって自由に理性を使うことができるようになった、というような例のあること。――こうした事実をひきあいに出して、この著者は最も慢性的になった狂気さえ不治ではないと、結論する。このことを彼は自分の経験例で証明し、不成功に終るのは水に漬ける時間が短かすぎるときだけであると確信している。このようなやりかたはずいぶん大胆で、とりわけ浸水者たちに関する現代の経験に照してなおさら大胆に思われるのだが、しかしこの論文において真の才能の光をみとめぬわけには行かない。ことに絶望的な症例について耳を傾けておくべき見解がそこにはみとめられる。とはいえ、同じ著書の中にかくも多くの空《むな》しい誇張や不可解な奇妙さが見いだされるのはどういうわけであろうか。悪鬼の存在についての民間の偏見や、狂気の治療に聖ユベールの星が絶妙の効力を持つ、などと記されているのはなぜであろうか。

今世紀前半において、ほとんどすべての科学に対して新しい刺激が与えられた。才のすぐれたシュタールやブールハーヴェは、医学と化学の公式教育の先頭に立ち、これらの学問に新しい形を与えた。とりわけ彼らは医学に観察精神へのきびしい歩みを伝え、古代の著者たちに対する見識ある尊敬の念と、それまでは未知であった方法を伝えた。しかし、この二人の著名な競争者は自分の学説を排他的に広めようとする極端な野心を持ち、医学的知識の全分野を同時に進歩させようとし、ヨーロッパの全学界に自分たちの名声をひろめようという巨大なしごとをおしすすめたために、いかなる疾患をもとくべつに深く研究することができなかった。そのため精神病者たちは依然として施療院《オスピス》にとじこめられ、孤立した住居に監禁され、一般に行なわれてきた瀉血、入浴、シャワー以上に出る治療法は何一つ行なわれないままで過ぎてきた。精神病に関する学説は以前と同様に医学の一般的体系の枠にはめられたままで、むしろ以前精神病について記された事柄を単に編さんしたにすぎぬものにとどまってきたのが常である。種々な編さん集、学問的論文集、雑誌などから狂気に関する特別症例を収録するにとどめ、時どき脳の器質的損傷に関する研究の結果を追加したりする。しかしそれはむしろ医学のこの分野の進歩に貢献するためよりは、何か変った奇妙さで公衆をおもしろがらせるためにすぎない。今世紀の後半において英国またはドイツにおいて発表された精神病に関するモノグラフィは散りぢりになった題目を集め、スコラ的形式によってそれらを展開し、しばしば何らかの輝かしい仮説を打ち出すという利益をもたらす以上には出なかった。以上に対する例外として私はクライトン（『精神障害の性質と原因に関する研究』、ロンドン、一七九八）[10]をあげたい。この著書は深味あるもので、観察による新しい研究に満ちている。現代生理学の原理に従った著書だが、精神病に対する認識やその治療法を深くきわめるというよりは、この病に対する予備知識に多くの貢献を行なったものである。この著者の解説に従い、正しい知識をここに提供する義務を私は感じる。すなわち、われわれの精神機能の混乱をひきおこす最も一般的な原因は人間の情熱《パシオン》が生体機構《エコノミー・アニマル》に及ぼす影響であるが、その情熱の起源や発展や作用について正確な観念を伝えたいのである。

クライトンが到達した広い見解は、形而上学者やモラリストには到達できないものと思われる。それは人間の情熱を単なる生体機構上の現象とみることで、そこに道徳的とか不道徳的とかいう判断をいささかも加えず、われわれの存在の構成要素に対して情熱がいかなる関係を持つか、という点にだけ留意し、もろもろの情熱が及ぼしうる有益または有害な影響を考察したのである。とはいえ、或る欲求の充足に対する妨害ということを考えずには、いかなる情熱なるものも考えられないのではなかろうか。言いかえれば、何か脱れたいと思う不愉快な感覚とか、求めたいと思う快楽を想定しなければ、情念というものについて考えることはできないのではなかろうか。これらの自然的傾向はわれわれの行動の最も強い動機であるが、それは種の保存に関係しているのではなかろうか。これには三つの目標がある。すなわち個体保存、生殖および幼少期における種の保護の三つである。このうち、第一の目的を果たすべくわれわれに警告する苦痛の感覚には空腹感がある。これは文明人、野蛮人たるを問わず、人間行動の最も強力な動機である。また呼吸において空気が充分に更新されないと、多少とも強い不安感が起こるが、これもその一つである。その他、暑さ寒さの感覚が強すぎれば衣類や衛生的な住居が欲しくなるし、排泄すべき物質が体内にたまれば不快感がおこる。またちっ居状態や運動不足は気分を悪くし、だるさや疲れは休息を求めさせ、内科的・外科的疾患による苦痛は医学の助けを求めることを余儀なくさせる。それにわれわれが自己保存を行なうのは、快楽の声によって自然がわれわれに呼びかけるからではなかろうか。味覚に快いさまざまの食物、きれいな空気や温暖な気温を楽しむよろこび、排泄すべき物質を体外に出したあとの心地よい感じ、適当な運動をしたあとで誰もが味わう気分のよさ、極度の疲労のあとで休息するさいにおぼえる大きな満足、苦痛や重病のあとで知る言うに言われぬ生存のありがたみなど、みなその例である。人間は生殖のためにも苦痛または快楽の声によって動かされるのを経験する。これはとりわけ自己の欲望をいらだたせるのを避けて、単に自然の衝動に従うだけの場合に言えることで、この題目は大して註釈の必要もなかろう。さらに子に対する親のやさしい配慮、子の苦痛をみるとき親がおぼえる不安、子が苦痛や危険を免れたのを見るときにわきあがる言いつくせぬ満足の念ほど強いものがまたとあろうか。

個体保存、種族保存および幼少期の子どもの保護を確保するべく人間に示唆を与える内外の苦痛や快楽の感覚は、苦痛を避け快楽をたのしみたい欲求をうえつける。さらに英国の著者がここに付け加えてもよかったと思うのは、社会生活と熱烈な想像力というものが人生に関係する欲求の範囲をほとんど限りなくひろげる、という事実である。このため他人から尊敬されること、名誉、地位、財産、名声などが関係してくる。こうしたものへの欲望は後天的なものだが、これらはたえず刺激されながら、めったに満たされることはないため、しばしば理性を混乱させてしまう。それは諸施療院《オスピス》の正確な記録が示すところである。また愛する相手に先天的な魅力があると思いこませるのも同じ幻想のなせるわざであって、これのとりことなると相手に最大級の美や優雅さや高貴な人柄があるように見えて来て最も烈しい欲望を生じ、ことがうまく運ばないと恋愛のありとあらゆるもの狂おしさや絶望をひきおこす。過度の感受性があれば、ごく軽い苦しみやささいな不快でも耐えがたくなり、障害物があればひどく烈しい欲望や情熱がおこってくる。さらに人間行動の分析には共感《サンパシー》の影響も考慮に入れるべきではなかろうか。共感は他人の苦しみに参与させてこれを本人自身のものとなし、この苦しみは状況によって強められ、熱狂や精神的苦楽の原理によってさらに増強される。

人間の情熱の起源は右の通りであるが、情熱が生体機構に及ぼす影響についての詳細を知らなければ情熱が精神病をひきおこす力を持っていることを理解できないであろう。たとえば深い悲しみがひきおこしうる影響などはその著しい例の一つである。全身的な脱力感、筋力の衰弱、食欲喪失、微弱な脈搏、皮膚の緊張、顔面蒼白、四肢の冷感、心臓、血管の活力の著しい減弱などが起こり、これが原因で架空の膨満感や圧迫感、不安、呼吸困難を生じ、さらにこれが溜め息や泣きじゃくりをひきおこす。被刺激性、感受性は時に極めて弱まり、多少とも深い仮眠や昏睡状態やカタレプシーさえ起こってくることがある。これほどひどくない場合には、感覚器にくりかえし与えられる刺激によって一種の退屈が生じたり、動作や運動に対する極端な嫌悪や、胃の烈しい痛みがあらわれたり、肝臓や腹部内臓における血液循環がひどく衰えたりする。悲しみが習慣的になり、メランコリーになると、以上のような事態から消耗症や衰弱状態に陥ってしまう。その結果、時には不可抗力的な自殺への傾向、時には静かな妄想もしくは憤怒の状態があらわれる。しかし、この完全な狂気に至る前に、ふつうさまざまな疾患が起こるものである。たとえば一過性の精神錯乱《ヴェザニー》、暗い顔つき、または烈しい嫌人症、変化した表情、人をよせつけない下眼づかい、思考の障害と混乱、一種の昏迷もしくは陶酔状態、次いでとつぜん最も烈しい狂気《マニー》の爆発、と言った具合である。

生体機構は深い悲しみの場合と同様に、恐怖感やパニックによってもかき乱される。多少とも遠い危険に関する考えから生まれる恐れは体の内外の、ほとんどすべての部分に衰弱の様相をもたらす。心臓の収縮は微弱となり、動脈の搏動も弱くなり、血液は大脈管に蓄積する。これとともに横隔膜に加えられる圧迫により、膨満感、圧迫感および不安の苦しい感覚、熱感と冷感とがひんぱんに交代すること、とくに額と顔に多くあらわれる部分的発汗、過度の排尿、下痢などがおこる。パニックが恐怖とちがうところは、強さの点と、とつぜん人を襲う点だけだが、これに特有な性質がある。すなわち心臓の鼓動が早くなり、とくに体表面の動脈に痙攣的収縮がおこるために蒼白となり、心臓と大動脈がとつぜん弛緩する。また喉頭の筋肉が痙攣するかのように瞬時呼吸が停止したり、身体と下肢にふるえが来たり、腕の運動能力がうしなわれて腕がたれさがったりする。時には刺激が強すぎるため感情もことばも失われ、地面に倒れてしまう人もある。このような混乱は場合によって最も重い疾患をひき起こしうるのではなかろうか。たとえば烈しい痙攣、ひきつけ、てんかん、カタレプシー、マニーもしくは死さえも起こしうるのではなかろうか（プラータ、シエンキウス、ボネー、ペシュラン、ドナーツス、ファンスイーテン）。さらに月経過多、喀血、脳出血などの場合のように血液が或る部分にとくべつ集中して危険な出血をおこすという事態が上記のことから生じることもある。しかし、希望と恐れがすみやかに入れかわるというようなことが起これば、恐れのもたらす衰弱作用は相殺されることがありうるから、そこから前代未聞の力と勇気ある行動が生まれることさえある。雷の大きな音、地平線に火が燃えている光景、おそろしい崖やごうごうと落ちる瀑布や火事で燃える町の光景などは驚きと同時に恐れをひきおこすから特有なニュアンスの結果を生む。じっと固定した眼、開いた口、蒼白な皮膚、からだ全体の冷感、顔面筋肉の弛緩。またしばしば思考の正常な脈絡が途だえ、めまいが起こったりする。心身の種々な苦悩に対する極端な嫌悪の念、われわれの存在をおびやかすあらゆるものに対する烈しい反発、これに伴う異常な力の発露――こうしたものが怒りの性質で、文明人にも森に住む野蛮人にも共通なものである。しかし、文明国において、なんと烈しい感情の原因が多いことであろう。たとえば貪欲、高慢、盲信、迷信、恋愛、友情、名声欲、征服欲など。こうしたことから怒り狂ったり、ひそかに復讐をしたりすることや、圧迫、殺人、あるいは勇気ある英雄的な行動が生まれることもある。怒りは他の精神的感情と結びつくとき、姿を変えるものなのだ。たとえば、もし勇気と結びつけば敵を正面から攻撃することになる。もし恐れや臆病と結合すれば敵に不意打ちをくらわせ、わなをしかけてやろうとすることになる。医学的見地から怒りを眺めるとき、何と多くの障害をそれは生み出しうることであろう。それは二つの顕著な種類の結果を示す。一方では顔面が蒼白となり、少し鉛色《なまり》を帯び、一種の衰弱と四肢のふるえを伴う。他方では燃えるように赤い顔、ぎらぎらするまなざし、筋肉系のエネルギーが現れることもある。後者の場合では血液が体表面に烈しく押しやられ、声の調子は強く活気を帯び、呼吸は痙攣的で不規則となる。また静脈を通して血液が心臓に戻りにくくなり、そのため血液は筋肉の方へ逆流し、筋肉の行動と力とをさらに強めることになる。血液が頭部または他のデリケートな器官に逆流すると、さらに重い症状をおこしうる。たとえば烈しい鼻出血、耳からの出血、肺からの喀血、間歇的または持続的な発熱、譫妄《デリール》または脳出血さえおこることがある。怒りの影響の最も奇妙なものの一つは胆汁の分泌の量と質とを変えさせることである。これは最も信頼するに足る観察者たちの証言するところである（ホッフマン、ツルピウス、ペシュラン）。このため、烈しい腹痛、頑固な下痢、ときには黄疸がおこる。怒りという情念が時としてもたらした唯一の好ましい偶発的結果は、それによって麻痺が治ったことがあるという点である。しかし、怒りの結果として生じる無数の苦しみにくらべてみれば、これは何ととるに足らぬ代償であろう。とりわけ怒りが過度であるときは筋肉または脈管の被刺激性がとつぜん消失したり、失神、痙攣、または速やかな死さえおこりうる。怒りは悟性の機能をあれほど著しく変化させ、その自由な活動を一時中絶させるにもかかわらず、持続的な精神病をもたらすことはない。ただし、怒りの爆発と狂気《マニー》の発作の間には何と多くの似た点があることか。たとえば眼や顔の発赤、脅迫と憤怒の形相、冷酷かつ侮蔑的な表情など。人が怒りに持続の観念を加えてこれを狂気と呼んだとしてもおどろくにあたらないのではなかろうか。

人間の悟性機能の分析はたしか思想家《イデオロジスト》たち(11)の研究成果によって大いに進歩したが、まだほとんど手をつけられていない別の分析があり、これには医学の協力が必要である。つまり精神的感情のさまざまなニュアンスとか、程度とか、組み合せについての分析である。クライトンは悲しみ、恐れ、怒りについての分析の例を示し、同じものが異った名称で呼ばれる場合をもあげた。彼は喜びの感情についても同じことをしている。快楽はその第一級のものの一つで、自己の保全や幸福に関係する対象を所有することから直接に生じる。また単なる思い出も、その事柄を現在のものであるかのように感じさせるから、そこから快楽が生まれることがある。なぜならわれわれは幼少時の光景や若気の至りや親切、友情、恋愛、尊敬、敬意など昔経験した感情を興味をもって思い出すものである。芸術作品をたのしむこと、よい本を読むこと、科学において行なわれた諸発見を知ることなども同じ楽しみの原理に結びつけることができる。というのはそこから作者の優秀さに対する尊敬の念や、自分の教育や生活様式が生んだ欲求が内面的に満足させられることなどの混ざった感情が生まれるからである。ゆかいな気分の時、さっと湧きあがるよろこびの感情、ことばの洒落《しゃれ》や機智に富み意表をつくことばのやりとりなどで心がはずみ、思わず笑ったり、歌ったり踊ったりしてしまうこともよろこびの感情に入れるべきであろうか。こういう現象はいわば脳が横隔膜や呼吸器に一種の反応をひきおこすために生じるのであろう。こうした痙攣的な陽気さによる冗談などの心の動きと、もっと静かで深い感情との間には雲泥の差がある。後者がおこるのはどういう時かといえば家庭的な徳を実践するとき、自己の才能を伸ばすとき、自己の才能を何か大きな公益のために使うとき、自然の荘厳な風景に接するときなどである。

さまざまな度合のよろこびは生体機構の上に著しい影響をおよぼす。とくに神経系と脈管系に対して刺激的に作用する。よろこびがおだやかなものであるときには心臓や脈管系の搏動に新しいエネルギーを伝える。このためさまざまな分泌物や排泄物は増え、活動と活力が新たに増し加わり、まなざしは輝きを帯び、顔はいきいきとし、胃腸の働きは活発で強力となる。このことを利用して慢性病の治療に多くの利益をうることができる。そのさい、適度の身体的運動と衛生的な食物を組み合せるのがよい。音楽、観劇、旅行、気持よい人づきあいなどの効果もここから生じるのである。失声、すなわち言葉を発しえなくなること、麻痺、間歇熱、幽門の痙攣的収縮などを治療するために以上の見解がたくみに応用された（トラレスのアレクサンドル、ペシュラン、エットミュラー、ヒルダン、ロリーなど）。しかし、よろこびから悲しみへ、成功のよろこびから失敗の落胆へ、自分が占めていた高い地位または自分が占めるに値すると信じていた高い地位から不名誉と忘却の状態へとつぜん移行する場合には、逆方向への深い動揺が生じる。狂気《マニー》の原因にしばしば自尊心や虚栄心が見られるのはこのためである。あらゆる神経的刺激の場合と同様に、よろこびも過度に強い時には危険になりうるもので、極度の疲労、無気力、失神、仮死、または致命的な脳出血をひきおこしうるものである。

人間の悟性の歴史、現代生理学の原理、人間の情熱や感情が生体機構に及ぼす影響などと密接に関係する問題が、まだ探究されぬままに残されている。それには以上のような知識の副産物に適用されているすべての用語を最も正確に規定する必要がある。なぜならこうした知識には複雑な概念とその多くの変形がふくまれているからである。このことをよく意識したのはクライトンであって、医学におけるこの欠陥を満たすべく彼が払った努力はひたすら賞讃に値する。彼はわれわれの行動の原理に対して一種の分析を行ない、その行動の源泉はわれわれの生体機構に由来する原始的傾向にあるということを発見した。彼はまたその知恵をもって人間悟性の諸機能を考察し、その自由な活動を妨げる損傷とこれを結びつけてみることに成功した。注意、知覚、記憶、観念、判断の連合など、こうしたものの性質についてクライトンはとくに上記のような見解にもとづいて記述した。加うるにこれらの機能が蒙りうる逸脱、減弱、または喪失についても述べているので、これら種々な観点から彼のしごとは精神病学説を進歩させるのに貢献しているのである。

フェリアは狂気《マニー》に関するとくべつなしごとをしたが、そのさいまた別な目標を設けた。彼は次々とさまざまな内服薬を試みたが、その選択と適用は精神病の種類や状況によって変更すべきであるにもかかわらず、その区別もしない一種の経験主義によって用い方を指示した。それはウィーンの医師ロッヒャーと同じようなやりかたであって、この二人の差はただこれら薬物の選択、性質および使用の順序にあるだけである。キアルッジィの行なったしごとといえば、すでに踏みならされた道をたどること、独断的な調子で精神病一般について語ること、次に精神病の各種について考察し、ふたたび原因、診断、予後、適応など、昔からのスコラ的手順に戻ることであった。彼の著書の中で研究精神がみとめられるのは彼の公にした多数の観察例だけであるが、それとて結論的なものを導き出すものは少ない。学問的な論文集に分散してみられる諸事実や特別な症例の収集は精神病の性質や治療、またその結果或いは原因である器質的損傷に関するものである。これらは医学の限界をおしひろげるのに適したものとして引用されるべきものではあるが、それはあくまでも素材としての意味だけであって、これらを相互に結びつけたり、他の類似な事実と関係づけたりして全体を一つの統一あるものにつくりあげるよう、これを生かすには巧みな手を必要とする。

医学が始まった最初の数世紀以来、永遠に続いてきた闘いが次の二つのものの間にあるようにみえる。すなわち一方では盲目的な経験主義、他方では医学の合法的な秩序ある実践。一方では学識不足または利潤追求のために或る種の薬物のみを好む人々、他方では法律の権威に従い、まず勉学を修了し、能力と知識の試験を受ける人々。このいずれを選ぶかは健全な理性にとってはたしかにたやすいことであろう。しかし、藪医者《アンピリック》は自分がいくつか成功をおさめればそれを宣伝するし、また自分は一種の暴君的抑圧の犠牲者であるとみせかけることによって自然に他人の同情をひきつけるものであるから、民衆の意見はそのためになおさらぐらつきがちとなる。才能ある人びとや長い経験による貴重な結果を持ちあわせている人びとに対して何という不寛容さ、何という侮辱的な軽蔑がしばしば投げつけられてきたことか。こうした経験の結果は別に解明する必要があるだけであり、堅固な原理に結びつける必要があるだけなのだ。以上のような思いは精神病に関する場合に自然にあたまに浮かんでくるものである。

ドイツ、イギリス、フランスにおいて精神病者の治療に生涯をささげた人びとがあらわれたが、この人びとは医学の原理には通ぜず、単に健全な判断力、または何らかの漠然とした伝統によって導かれたにすぎない。それにもかかわらず、あるときには患者の意を迎え、あるときには彼らを正しいしごとにつかせ、適当な時に適切なとり扱いをし、時には断乎とした抑圧の方法をとることによって多くの患者を癒した。中でもここに名をあげたいのはイギリスのウィリス、スコットランドのファウレン、[12]アムステルダムの精神病院管理者、マノスク病院の院長プティオン、ビセートル精神病院の管理人ピュサン、ロンドンのベツレヘム病院の薬剤師ハスラムなどである。たえず狂人の中で生活する習慣、狂人の生活や性格や好悪の対象を研究する習慣、四季を通じて日夜狂人たちの精神異常の経過を見守りうるという利点、ことさら努力せずに彼らを指導し、彼らが昂奮したり不平をこぼしたりしないで済むようにしてやる技術、適当な時に親切または権威ある口調をとりうる能力、温情ある方法でうまく行かない場合には力ずくで彼らを抑えうる能力、さらに精神病のあらゆる現象をたえず見ていること、および管理の役目そのもの——以上のすべてが組み合わさって頭脳優秀な熱心な者に莫大な量の知識と細かな詳細を伝えるにちがいない。それはふつうの医師には欠けているものである。なぜならば医師はとくべつな興味を抱かない限り、精神病院をわずかな時間だけおとずれることが多いからである。ところで、人間悟性の歴史に関する予備知識を欠く藪医者が秩序ある正確な観察を行なうことができるであろうか。またその考えを表現するのにふさわしいことばを用いることさえできるであろうか。さらに精神異常の種類を区別し、いくつかの観察事項を互いに関係づけることによってその特徴をうまく浮かびあがらせることができるであろうか。過去数世紀の経験を現在彼らが見る現象に結びつけること、不たしかな場合には哲学的な疑念の限界内にとどまること、研究をみちびくのに確固たる確実な方針をとること、さいごに以上にも劣らず大切なことは、いくつかの事柄を組織的に組み立てることがこの人たちにいったいできるであろうか。

物理学、化学、植物学などにおけると同様に医学においても、しっかりした判断力、自然な洞察力、および偏見にとらわれぬ創意ある精神を尊重するようであって欲しいと私は願う。このような精神の持主が或る決まった学問をしたかどうか、或る形式上の手続に従ったかどうか、というようなことを知ろうとする必要はほとんどない。ただ一つ必要なのは彼が医学の或る分野を深く研究したかどうか、または何か有益な真理を発見したかどうか、これをはっきりさせることである。私はビセートル病院でほとんど二年間医学の実際にたずさわったが、精神異常に関する学説をさらに進歩させるためには、以上のような見解をはっきりさせなければならないことを痛感するに至った。私の場合、古代および現代の著者らの書きものと、この事柄に関する自分の従来の観察とを結びつけてみても、或る限られた範囲から逃れ出ることは不可能であった。それにここに精神病院の患者の看護人として誠実な人物[13]があり、自己の義務にきわめて熱心な人間として彼が多年にわたり精神病者と接し、思索と観察の習慣によって学んできたところのものを私が無視することができたろうか。この人に接して以来、私は医師の独断的な調子を捨てざるをえなかった。時には一日に数時間にもわたる訪問をひんぱんに行ない、それによって最も烈しい狂気《マニー》の患者の脱線行為や叫びや錯乱に親しむことができた。これ以来、私はこの患者たちの以前の状態や妄想を最もよく知っているかの人物とくりかえし話し合った。この人の自尊心が主張するところはすべて注意ぶかく尊重し、また答がはっきりしない場合には同じ題目についてさまざまな質問をしばしばくりかえし、たとえ彼が疑わしいことやありそうもないことを主張したとしても、私はその場では決して反対せず、黙ってその後の診察のさいにことをはっきりさせ、ただすことにしている。観察事項は毎日記録しておくが、その唯一の目的はできるだけ多くのデータを集め、正確を期そうというにある。

以上のような方針に従ってほとんど二年のあいだ、私は一種の経験主義によって得たあらゆる洞察によって精神病の医学的学説をゆたかなものにしようとしてきた。あるいはむしろ、一方では学理を完全なものにしようとし、他方では経験主義を、今までそれに欠けていた一般的原理に結びつけようとしたのかも知れない。一定数の精神病者とてんかん患者を入れるための隔離病棟があったが、薬物の効果を研究するさいにこれが役立った。また各患者の気質や合併症によって変化を工夫した養生法を実施し、その方法のおさめる強い影響を研究するのにも役立った。

世間の人が医学に対して極めて悪い印象を持っていることは周知の事実である。また自然科学のあらゆる分野の中で最も困難なのは内科的疾患を観察し、その外的特徴によってこれを把握する技術であるが、このことは容易に人にわかってもらえるであろう。この困難は精神異常の研究の場合に増すばかりである。まず精神病者は本来他人から遠ざかり、人間たちに対する強い嫌悪の念を抱く。すなわち或る者はたえず罵声や憤怒の叫びをあげて人を恐れさせ、他の者は粗野かつ野蛮な冷酷さで人を不快にさせ、或る者は秩序もなく、とりとめもないおしゃべりで人を茫然とさせる。精神異常現象をみきわめて記述しようとすること、つまり知的感情的機能における何らかの損傷を記述しようとしても、束の間の特徴しかつかまえられないだろう。つまり人間悟性の機能の分析という堅固な出発点に立って、そこから始めないと束の間の特徴をつかまえても、それはその場かぎりの光をもたらすだけで、そのあとにくる闇は一層深いものになる。しかしまた、一方にはべつの危険を恐れるべきではなかろうか。それは形而上学的な論議やとりとめのない観念論を事実の学問に混入してしまう危険である。それゆえ、これらの付随的な学問から考えを借りてくるのには、いわばひかえ目である必要がある。つまり、最も議論の余地のない考えだけを採り入れ、それらの考えに相応しうる身体的変化や外的症状に対する考察をこれに結びつけることがとりわけ必要となる。同様に、またべつの種類の障害に対しても勇気と忍耐を持たなくてはならない。それは一般に精神病者たちが周囲のすべてのものに対して示す疑いぶかい気分と極端な不信の念である。そのため彼らはしばしば頑固な沈黙を守ったり、本心を隠したりすることが少なくない。こうした人たちを観察しようとする意図をじかに示したり、さまざまな質問によって彼らの考えていることの秘密をさぐろうとするもくろみを見せるのは下手なやりかたであろう。彼らが少しでも洞察力を持ちつづけている場合には、うっかり本心を現わしてしまうことへの恐れのために一種の慎重さと抑制を起こすから、じっさいとは全くちがったように自分を見せることになってしまう。こういう場合、彼らは最も明晰な眼をもあざむきうる演技を行ない、しかも仲間たちだけになると、そうした役割をすぐさま捨て去ってしまうのである。或る一つの特殊な点だけについて妄想を抱いているメランコリー患者たちに至っては、長い間彼らとことばを交しても何一つ悟性が損われているとはみえないことがあるから、上記のことは言うに及ばないわけである。さらに精神病者たちは生活上の必要がみたされるや否や、職員の怠慢とか恨みごととかふんい気の変化によって思いがけない変った状態に一時的におそわれるものである。しかし、こうしたことを一々説明するのはやめておく。

或る目標のむつかしさを強く意識するのは、それらの困難を克服するのに必ずしもよいことではない。しかしこれに打克つための努力をする新しい動機にはなる。狂気《マニー》の研究に関する困難は、狂気の姿を眺めるときに起こってくる嫌悪の念から生じるものだが、このことはあまり問題にするには及ばない。だいたい習慣によって馴れてしまうものだし、それに精神病者の中で、たえず妄想や憤怒の状態にある者の数は極めて少ないものである。大部分の者は静かであるか、または多少とも長い静穏な中間期を経験するものである。施療院《オスピス》内の警備員たちとくらべたら医師はどれほど有利な立場にあるか知れない。医師の任務はただ精神病者たちの苦しみを和らげること以外にはないのであるから、彼らが完全に狂っていないかぎり、医師に対して最も好意的な気持を抱いているのがふつうである。体験によって学んだことだが、私は安全に、まったき信頼をもって彼らに近づくようになったし、そのために何の事故も起こったことはない。初めのうち、私の研究は行きあたりばったりであった。悟性の諸機能のさまざまな逸脱を私は正確に判別することができなかったし、それを記述するのに適当なことばをみつけることもできなかった。確固とした出発点から出発し、各種精神病者の特徴を表現するにはフランスおよびイギリスの思想家たちを研究することが私にとって必要であった。ただし、そのさい、論議の余地ある事柄や形而上学的な議論はすべて避けることにした。自然科学のあらゆる分野において示されている進歩が私の導きとなり、私は知的・感情的機能の損傷に対応しうる外部的症状や身体的変化に注意をむけた。このようにして狂気《マニー》の発作が近いうちに爆発することを予期させる顔つき、身ぶり、体の動きなどを記述した。発作の頂点やその衰退期を特徴づける表情をも洩れなく記載し、内面的感覚の損傷に関係ある頭蓋骨の諸形態をも記述した。後者は私のとくべつな研究対象となったものである。或る種の精神病者たちは身に近づくあらゆるものに対してつねに警戒の念を抱き、極端な不信感、あるいはむしろ強い人間ぎらいを示すので、こうした頑固な障害に対してどれほどの工夫を試みたか知れない。こうしたことを克服しようとするならば、ただ率直な口調、極度のそぼくさ、愛情ある態度によってのみそれは初めて可能となる。収集した諸事実を最も正確なものにし、これをもとに規則正しい、秩序立った全体をつくりあげようと私は試みたのだが、そのために用いた方法は上述の通りである。

十八世紀末にフランスで出版される書物はそれ以前に書かれた書物とはまたちがった性質をそなえているべきである。いろいろな考えにはある種の発展のあとが見られてしかるべきだし、賢い自由さがみとめられるべきである。また自然科学のあらゆる分野を支配している秩序と探究の精神がここでも特徴たるべきである。特殊な意見や何か強力な団体の利益のために記されたものであってはならない。それは純然たる人類愛から出るべきものである。その任務が私がここに果しえたかどうか、その判定は心ある方々におまかせしたいと思う。

おわりに

以上がAの全訳で、Bとの相違点をいくつか注記しておいた。ＡＢの詳細かつ正確な比較検討は本文そのもののフォトコピーが入手できるまでは不可能である。現在この種の古典リプリント作製が盛んになりつつあるから、これも近い将来に可能となるであろう。

ここではただ両序文を全体として比較してみただけで目立つ主な点を指摘しておきたい。両者間に流れた八年の歳月がピネルの立場や考えかたにどのような変化をもたらしたか。これを考えるには何よりも先に当時のフランスの歴史を思い浮かべなくてはならない。ピネルがビセートルにつとめ始めた一七九三年は共和暦第二年にあたり、フランス革命の恐怖政治のただ中である。彼の著書『哲学的疾病分類学』三巻が現われたのは一七九八年、『精神疾患に関する医学―哲学的概論』の第一版が出たのが一八〇一年で、この最後の年はナポレオンの軍事的独裁が始まろうとしていたとはいえ、まだ共和暦九年という年である。要するにピネルは革命政府からビセートル病院付の医師として辞令をもらい、二年間ここの男子病棟を受持ち、そのあと一七九五年からサルペトリエール病院の女子病棟で働いている。「革命の波らんの多い時代ほど精神病の研究に好適な時があり得ようか。革命は常に人間の情熱を極度に刺激し、いわばあらゆる種類の狂気を産み出しがちなのである」とピネルはBの終わりのほうで書いているが、これはAにはないことばである。一八〇一年にはまだ記しては具合悪かったことかも知れない。

一八〇九年にBが記されたわけだが、この時はすでにナポレオンが皇帝になってから五年経っており、ピネルは皇帝の顧問医師となっていた。激変する政治体制の中でいつも体制側とうまくやって行ったのは果してジルボーグがいうようにピネルが「あまりにも謙虚で私心がなかったため」(邦訳二三〇ページ)であるかどうか、それはわからない。いずれにせよ、一八〇九年のピネルはすでに地位の確立した医師であり、体制側の権力者であったとさえ言えよう。そのためかAには全篇を通じて一種の背のびと力みかえったような姿勢がうかがわれたのに対し、Bの文体は自信にみち、堂々としている。また文献（14）や（15）で指摘したような言葉の訂正や挿入は以上の立場と姿勢の差を微妙に反映していると考えられよう。

歴史的に言ってもっと重要なことがある。Bをみると、ピネルがビセートルにつとめ出してから「三年後になるまで患者の鎖が取除かれなかった」とある（邦訳、二四五ページ）。ところがAには鎖を取除いた話は全然出ていない。従って一七九三年十月、革命政府長官クトンに対して敢然と対決しながら鎖をといた、という「神話」は少なくとも年代的には成立しないわけである。クトンの出てくる劇的な話はピネルの子孫の想像力の産物にすぎなかったのであろうか。

学理方面についてみれば、BはAよりも簡潔であり、かつ独英の先人たちに対してより批判的である。それだけ自信ができたのかも知れない。新しく紹介されているのはドイツのグレディングとイギリスのパーフェクトくらいなもので、疾病論的にも新しい発展はみられない。

Aでは精神科医としてのしごとを始めたばかりの臨床経験が生きいきと述べられているが、それはあくまで医師対患者間の問題に限られている。ところがBでは「病院における内政の規定」とか「管理と院内規約」などということばが度たび出てくる。これはサルペトリエールという大病院で働いているうちに、そこで行なわれている厳しい院内管理方式の必要性を自分でも感じるようになったためかも知れない。向精神薬もなかった時代であることを思えば無理もない話で、ピネルが決して「解放主義」に徹底しえなかったと考えるほうがむしろ自然に思われてくる。文献（15）で指摘したように、

Aの「人類愛」ということばのあとにBでは「公共の福祉」という表現が加えられている。ここに社会と精神病者との間に立つ者のジレンマと苦悩を読みとることはできないであろうか。

資料が不足しているとはいえ、以上見てきただけでも「ピネル神話」は多分に神話めいて考えられている。しかし精神医療の現場で少しでも苦しんだことのある者ならば、哲学者フーコーのように簡単に、烈しく、ピネルを責めることはできないであろう。患者は社会から護られることを必要とし、同時に社会もまた患者から護られることを必要とする、というきびしい事態の生じることは現場ではどうしても避けられないのだから、精神医学自体がもっと進歩しない限り、精神科医は患者と社会との間でゆれ動く存在にならざるを得ないのだと思う。

神話である、とするならばたしかに幻滅ではある。しかし自然科学だけでなく、歴史においてもまた虚構よりは真実のほうが望ましいはずである。たとえ将来ピネルの事績は完全に神話であると断定されたとしても、今までこの神話が精神医学史の上で演じてきたシンボル的作用を評価することまでやめる必要はない。それもまた歴史的事実だからである。ピネルは現在に至るまで精神病者解放の輝かしいシンボルであった。サルペトリエール病院の前に立つ彼の像は、その足許にうずくまる精神病者たちの姿とともに今までどれだけの人の心に霊感を吹きこみ、精神病者のための行動へと人を駆り立ててきたか知れない。

人間は理想を高く掲げる神話を欲する存在なのではなかろうか。課題が困難であればあるほど、この欲求は強くなると思われる。であるから、もしかすると「ピネル神話」の論争も百年毎にむしかえされては消えてゆく、というようなことにさえなりかねないであろう。ただ現在がその「むしかえし」の時期である以上、事実は事実としてたしかめておかなくてはならない。

文献

（1）Foucault, M.: *Histoire de la folie.* Plon, Paris, 1961. 田村俶訳『狂気の歴史』新潮社、一九七五年。

（2）Foucault, M.: *Maladie mentale et psychologie.* P.U.F., Paris, 1966. 神谷恵美子訳『精神疾患と心理学』みすず書房、一九七〇年。

（3）Postel, J. et al.: Les duex introductions au《Traité médicophilosophique》de P. Pinel, Ann. Méd.-Psychol., I, 129; 15-47, 1971.

（4）大橋博司、ピネルをめぐる「詩と真実」、精神医学、一三巻、一〇三八―一〇三九ページ、一九七一年。

（5）Laehr, H.: Zur Geschichte der Psychiatrien der Hälfte der vorigen Jahrhunderts. Allg. Zschr. Psychiatr., 44: 294-298, 1887.

（6）Ritti, A.: Chronique. Philippe Pinel et son oeuvre aupoint de vue de la médecine mentale. Ann. Méd. Psychol., II. 177-182, 1888.

（7）Conolly, J.: *The Treatment of the Insane without Mechanical Restraints.* Smith, Elder & Co., London, 1856, pp. 7, 8, 19.

（8）Zilboorg, G.: *A History of Medical Psychology.* Norton, New York, 1941. 神谷美恵子訳『医学的心理学史』みすず書房、一九五八年、二三七―二四六ページ。

（9）原語は histoire naturelle（博物学）だが、内容本位に意訳しておく。

（10） Crichton, A.: *An Inquiry into the Nature and Origin of Mental Derangement. Comprehending a Concise System of the Physiology and Pathology of the Human Mind.* Cadell & Davies, London, 1798. クライトンはピネルと面識があり、二人は精神治療に瀉血を用いることに反対する点で共鳴していたという。（Hunter, R. et Macalpine, I.: *Three Hundred Years of Psychiatry.* Oxford Univ. Press, London, 1963, p. 560）クライトンの右の本は英国の内外で広く読まれたが、内容は主としてドイツの学者の業績をまとめたものと言われる。（Leigh, D.: *The Historical Development of British Psychiatry.* vol. 1. Pergamon Press, Oxford, 1961, p. 44.）

Aにはながながとクライトンの医学的心理学が紹介され、注釈され、そこにピネル独自の見解もつけ加えられている。Bではこの部分がずっと簡略になっているが、ピネル以後エスキロール、シャルコー、リボーなど、フランスの精神医学と心理学が伝統的に互いに密着して発達し、とくに感情面の研究に重点をおくようになったのはこの部分にあらわれたピネルの考えかたによるところが大きいと考えられる。精神医学への「予備知識」として「医学的見地から怒り（感情一般と考えてもよいであろう）を眺めること」の重要性はその後ますますみとめられるようになった。

（11） イデオロジストとは正確に言えば、ここでは十八世紀末から十九世紀初頭にかけてコンディヤックの感覚論の伝統を続けた哲学者のグループを指すものであろう。

（12） Fowlen という名前はAB双方に出ているが、じつはこれが Fowler のまちがいであることがポステル論文で明らかにされている。このまちがいはそのままジルボーグの歴史にもライプブラントの巨大な精神病理学史（Leibbrand, W. et Wettley, A.: *Der Wahnsinn,* Karl Alber, Freiburg, München, 1961）にもうけつがれてしまった。T. Fowler は英国の著名な精神医療改革者W・テュークが一七九六年に開設した施設 The Retreat の初代医師である。従ってピネルは今まで伝えられていたように完全に独創的なしごとをしたわけでなく、少なくともテュークのしごとについて知っていたことになる。

（13） Bには（ピュサン氏）と明記している。

（14） Bでは「何か強力な団体の利益のために」が「烈しい想像力の飛躍から」と訂正されている。立場のちがいが端的に現われているといえよう。

(15)　Bでは「人類愛」のあとに「あるいはむしろ公共の福祉に貢献したいという誠実な願い」という言葉が挿入されている。

後記　その後、「精神医学」第一八一巻第一号（一九七四年一月号）、九五―一〇七ページにおいて、藤井薫氏がピネルの右の主著第一版の本文第六部前半をほん訳した。これによると、「病院における内政の規定」とか「管理と院内規約」などということばは第一版本文にもたびたび出てくることが判明した。

（一九七三）

西洋臨床医学の生命観
——M・フーコーの所説によせて

はじめに

西欧文化において医学的思考は人間を考える上で哲学的な地位を占めるにいたった、と現代フランスの哲学者ミッシェル・フーコーはいう。どのようないきさつでそうなったか、ということを彼はくわしく考証している。もしそれが正しいとするならば、生命を考える場合に西洋臨床医学の底に流れる生と死に対する考え方に注意を集中してみる必要を感じる。なぜならば現代の日本医学もほとんど完全に西洋医学の影響のもとに築かれたからである。

フーコーの仕事は欧米および日本の知識層に衝撃的な作用を及ぼしつつあるが、それは単に構造主義というようなレッテルによるためではなく、ここ二百年近く西欧人の思考を支えてきた認識への疑義提出によるものであろう。この疑義と破壊は当然べつの考え方を志向しているはずだが、まだ方法論の提示の域を出てはいないように思われる。

このような時点でフーコーの思想を云々するのは尚早であろうが、少なくとも彼が今までに発掘してきた諸事実と、それにもとづく考え方には見逃せないものがある。百年来われわれが汲々として輸入してきた西洋医学の歴史的・哲学的基盤はどういうものであったか。それをあらためて問い直し、人間の生命について考えてみるためにフーコーの所説を手掛かりとも叩き台ともしてみたいと思う。

フーコーの今までの主要著作は次のものである。

1　*Maladie mentale et psychologie*, 3e éd., 1966.『精神疾患と心理学』
2　*Histoire de la folie*, 1961.『狂気の歴史』
3　*Naissance de la clinique*, 1969.『臨床医学の誕生』
4　*Les mots et les choses*, 1966.『ことばともの』
5　*Archéologie du savoir*, 1969.『知の考古学』

右のうち『狂気の歴史』および『ことばともの』以外はみな邦訳されているが〔上記二書は一九七五、一九七四年に邦訳出来〕、本稿で引用するさいはすべて原著のページを記しておく。なお『精神疾患と心理学』の第一版は『精神疾患と人格』と題されていて、一九五四年に出ているが、その後半の内容を著者自身がかなり改変しているので、本稿では問題外としておく。

1　フーコーの所説における生と死

生命と生物

最初生命と生物について西洋でどのように考えられてきたかをフーコーによって見てみよう。主著『ことばともの』（一七二ページ）には次のように記してあるのに驚かされる。

「十八世紀の終わりまでは、生命というものは存在しなかった。存在したのはただ生物だけであった。」

このいささか奇矯なことばも、構造主義者に共通な言語学的発想を考えればうなずける。彼らにとってことばとは実在するものの切り抜き方であり、概念であり、少なくともその文化圏内では存在といわば同一視されるべきものなのである。したがって右の文章で「生命」というとき、それは「生命の概念」を意味しているものと考えてさしつかえなかろう。つまり、フーコーによれば十八世紀末まで生物についての思考や研究があったとしても、生命そのものについて考えられることはなく、意識されることもなかった、というのであろう。はたしてこれが歴史的事実であるかどうかを問うのはさておき、本稿ではともかくフーコーのいうことをそのまま一応受け入れた上で考察をすすめたい。

同著書二四四ページ以降にはさらに次のような記述がある。

「一七七五年から一七九五年の間に大きな変化が起こり……、生物と無生物の対立が自然界を大きく二分することになった。ヴィック・ダジールが述べているように〈自然界には二つの王国しかない。その一つは生物界、もう一つは無生物界である。有機物とは生物で、生物とは成長し、増殖して生産するものである。無機物とは生きていないもので、発展も増殖もしない。生命の限界にあるもの、すなわち動きもせず、何ものをも産み出さないもの——これは死なのである。たとえもし死が生に混在しているとしても、死は生の中で生を破壊し、生を殺そうとする傾向のあるものである。〈ラマルク曰く〉『あらゆる生物の中に二つの強い力が存在する。それははっきりと区別されるもので、互いにつねに対立しているから、一方が産み出した結果を、他方がいつでも破壊してしまうのである』〉こうして〈それまでの〉博物学の大きな平面に深い裂け目が生まれ、生物学のようなものが可能になったのである。またビシャの分析において生と死との根本的対立が現われうるようになったのである。それはただ生気論《ヴィタリスム》の機械論《メカニスム》に対する勝利というようなあやふやなものではない。生気論と、生命の特殊性を規定しようとするビシャの努力は以上に述べたようなもろもろの考古学的事件の表面的結果にすぎないのである。」（括弧内筆者）

ここにある「考古学的」という表現の意味は後に説明する〈本書二二四—二二五ページ〉が、ここではただ解剖学者ビシャ Bichat, M. F. X.（一七七一—一八〇二）が引き合いに出されていることに注目しておこう。ビシャこそ現代医学の生命観の基礎を作った人であることをフーコーは『臨床医学の誕生』で詳述しているから、次にこの著書によってそのいきさつを見ていきたい。

ビシャの解剖学の特徴

まずフーコーのいう臨床医学とは何かを明らかにしておこう。彼の考えでは、これはただ個人としての患者を診療することではない。そこには臨床教育という要素もふくまれているべきである。そういうものとしては十八世紀末以前のヨーロッパでは一六五八年にライデンでド・ラ・ボエが創設した「原始臨床教育」(proto-clinique) があったにすぎない。この教育には次の五つの特徴があったという。(五八—六二ページ)

一　そこに集められる症例は疾病分類全体の構造を示すような具合に選択されていた。したがって十九世紀以後のように患者はだれでもよいというわけではなかった。

二　ふつうの病院では患者は自己の病の主体であるが、臨床講義用の患者の場合には、ただ彼の病が例として選ばれるにすぎない。

三　診察はただ病気の名称を明らかにするために行なわれた。

四　であるからこの教育では教師から学生へ向かって既成の知識が伝えられるという一方通行的な動きしかない。

五　とはいえ、教師の教えたことが正しいかどうかは患者の予後および解剖によって試されるのであった。

以上のような臨床教育はその後フランス革命を契機として完全に再編成された、とフーコーは考える。革命時の混乱のため一時医科大学が閉鎖され、医師不足のために皆が困った。その場しのぎに「実地医師」(officier de santé) が多数養成されたが、その弊害には目にあまるものがあった。そのため、もっとレベルの高い臨床教育が要請され、それまでよりもはるかに厳密な知覚と認識をつちかうことが必要となった。これにこたえるものとして屍体解剖の有用性が再認識されるようになり、これを確立したのがビシャである、とフーコーは考える。ビシャによって臨床医学の「まなざし」は初めて

「解剖＝臨床医学的構造」を持つようになり、医学教育は真の意味で患者の独自性を把握するクリニィクとよびうるものになったという。

もちろんビシャ以前に屍体解剖が行なわれなかったわけではない。ルネサンス時代から行なわれたことは周知の事実であるし、ビシャ以前の仕事の中ではとくにモルガーニの『病気の座と原因について』（一七六一）が重要である。

ビシャの業績には『一般解剖学』三巻（一八〇一）、『諸膜論』（一八〇七）、『病理解剖学』（一八二五）その他があるが、彼とモルガーニの仕事の間には一種の休止期がある。しかもこの二人の知覚のしかたには著しい差異があることを見逃してはならない。モルガーニは体表面の下に種々の器官の容積を見ようとするが、ビシャはこの容積を組織の重なりとしてとらえる。これはつまり、ものの表面に対する知覚である。

ビシャの病理解剖学は疾病分類学に正しい根拠を与えるものと考えられた。つまりこの解剖学によって体内のもろもろの組織や膜が分析され解体されるとき、それは病そのものが行なった解体と分析とが医師の意識内で復元されることにほかならない、と考えられた。いいかえれば病そのものによる分類ともいえるわけである。このために十九世紀初めに再び疾病分類学がさかんになったのだ、とフーコーは見る。

ビシャはわずか三一年の生涯の中で生と死に関する問題に最大の関心を寄せ、一冬に六百体におよぶ屍体解剖を行なったといわれ、一八〇〇年には『生と死の生理学的研究』を著わすほど寝食を忘れてこの問題に没頭した。

フーコーが指摘しているように、ビシャの解剖のやりかたがモルガーニのそれと異なる特徴の一つは、屍体解剖をなるべく死後短時間のうちに行なうようにして、死によって生じる変化をできるだけ少なくしようとした点であった。これが可能になったのは彼の時代に初めて臨床教育と解剖学が結びつけられるようになったからである、とフーコーはいう。しかし、現代の臨床教育においてさえ、新鮮な屍体で解剖実習を行なうことは困難である。したがってこのことはおそらく病理解剖にのみあてはまるものであろう。

ビシャにおける死の概念

以上の点のほかに、ビシャにはまたべつな功績がある、とフーコーは見る。それはモルガーニが混同していた二種類の現象をはっきり区別しようと努めた点である。その一つは病と同時に起こる現象、もう一つは死の直前に先駆する現象である。後者を死化 mortification と呼んでみれば、死化の過程はすでにヒポクラテス以来分析されてきたところだが、ビシャの『病理解剖学』という著書の中で初めて正確につきとめられたといえる。すなわち、ある病的状態が続く場合、死化によって最初に冒される組織はつねに栄養が最も活発な諸粘膜であり、次は諸器官の実質で、末期においては腱や腱膜であるという。

『生と死の生物学的研究』の二四二ページにビシャは記している。「こういう次第であるから死は多様なものであり、時間の中に分散しているものである。……少しずつ、あちこちで……生体の生命が停止して行く。個人の死のずっとあとまで生命の小さな島が諸所にがんばっているのを、今度はごく小さな、部分的な、いくつかの死が襲ってこれを解体させることになる。」

　このように見てくると、死の過程は生命の過程と同一ではなく、病の過程とも同一ではないが、しかしそれは生体の諸現象とその障害とを明らかにする性質のものであることがわかる。

　以上のことからビシャは病の分析は死の観点からのみ行なわれるものである、とした。『臨床医学の誕生』の中でフーコーはこのことを次のように解説する。

「ビシャは死の概念を相対化した。死は分割不能の、決定的な、恢復不能な事件であるかのように見えていたのだが、この絶対的な地位から死を失墜させたのである。彼は死を気化させ、こまかな死、部分的な死、進行的な死、死そのもののかなたでやっと終結するような、ゆっくりした死、――こうした形で死を生の中に配分したのである。……ビシャの出発点は病理解剖学者としての原初的な体験であった。その経験は彼がみずからこしらえあげたものである。この経験においては死こそ生にポジティヴな真理を与えうる唯一の可能性であった。……生気論《ヴィタリスム》はこの死観《モルタリスム》の基盤の上に現われうるものである。」（一四六―一四七ページ）

　以上の過程で問題になったことの一つは死をどう考えるか、死は生と病とどういう関係にあるか、ということである。上に述べた通り、死の直後に屍体解剖を行なうことにより死そのものによる解体現象を最小限度に保ち、しかも生体内の諸現象および病の発生状況を明らかにすることができるようになったのであるから、死こそ偉大な分析者であるといえる。

　ルネサンスの昔から十八世紀の終わりにいたるまで、生は生によってのみ解釈されたが、ビシャ以来、生に関する認識は死という鏡に照らして獲得されるようになった。生と病に関する説明は死に求められるようになったのである。ビシャは死への恐怖から医学を解放したが、それだけでなく、死はそれ自体の特殊性と、経験としての根本的価値をおびることになった。したがって西洋医学における大きな転換期は、まさに臨床医学的経験が「解剖＝臨床医学的なまなざし」と化した時期にある、とフーコーは考えるのである。（一四八ページ）

ビシャの疾病観

フーコーのいう転換期とは、それまでとはまったくちがう見方が始まったことを指すが、ビシャの死観が医学に大きな変革をもたらしたのには、そこにもう一つの要素がふくまれている。すなわち彼の病に対する見方である。ビシャのように死の観点から病を眺めると、病はそれみずからの形式と法則に従って生きているものであることがわかる。それをビシャは彼の諸著作で次のように整理した。

一、身体のそれぞれの組織、それぞれの膜には特有な病の様式がある。
二、組織の各層にはそれぞれに特有な病があり、それはふつう他の層には伝わらない。
三、しかし、ある病が長く続くと近接の層にこれが波及することがある。
四、それぞれの病的変化にはそれぞれに特有な類型がある。
五、ある種の病は他種の病をひきおこしやすくし、これと融合してしまうことがある。

以上の諸原則に従って病は体内で発展して行くから、いわば生きた過程のように見えてくる。したがって病とは生命そのものと連絡しているもので、生命を養いとし、「すべてが互いに連続し合い、つながり合い、むすびつき合う相互的な関係」に参与する。病はもはや一つの出来事ではなく、また外から移入した自然でもない。それは、ある屈折した機能において変化して行く生命なのである。「あらゆる生理現象は……自然状態において見られる生体の特性に関係がある。したがってあらゆる病理現象は、これらの特性の増加、減少、および変質に由来する。」（ビシャ『一般解剖学』）

以上の疾病観は、たとえば癌の場合を考えてみればわれわれにもうなずける。癌細胞は恐るべき生命力を発揮してふえて行くが、それは生体内の正常細胞を圧迫し、破壊し、その栄養物を自己の養いとして吸収し、生体全体に毒素を循環させ、これを死に導いて行く。

ビシャの生命観

ボルデュ（一七二二—一七七六）やバルテス（一七三四—一七七八）の生気論は、生体の健康な、または病的な諸現象に対する特殊な解釈図式であったが、それは病理解剖の発見という事件を説明するにはあまりにも弱々しすぎる概念であった。

ビシャが生けるものの特殊性というテーマを再びとりあげたのは生命をもっと深い存在論的レベルに位置づけるためにほかならなかった。彼にとって生命とは無機物と区別される諸特徴の総体ではなく、一つの基盤なのである。この基盤を出発点として非生物に対する生体の対立が知覚され、死への抗争としてのあらゆるポジティヴな価値が生体に担わされるのである。（一五五ページ）

この認識論的レベルから見ると、生命が無機物と区別されるのはただ表面的なレベルでのことにすぎなくなり、しかも因果関係のカテゴリーだけでのことになる。生は深いところで死に結びついているのである。つまり、生の強い力を積極的におびやかし、これを破壊するものとしての死に結びついているのである。ビシャまでは死は自然的生命をおびやかすものであったから、反自然に属するものであった。これに反し、ビシャ以後は死は生に対する絶対的な視点であると同時に、他方では生命がその日常のいとなみの中でぶつかるものでもある。死においては生けるものは自然に融解する。したがって病は事故としての地位を失い、生対死という関係の内的、恒常的、可動的な次元の中に這入りこむ。人間が死ぬのは病むからではない。人間が病みうるのは根本的にいって人間が死にうる存在だからである。（一五六ページ）

個性に対する知覚

生において死を知覚することはルネサンスから行なわれていた。しかし、ルネサンスでは死は万人を平等化するものとして知覚されたのである。また初期の「原始臨床医学」では病理現象を時間的に追って行くことに重きが置かれたが、ビシャの頃になると視覚・聴覚・触覚などを通して体内の容積という空間的所与に対して目が注がれたのである。つまり、ビシャの解剖学における知覚は肉体内の各部分の色、形、固さなど、さまざまな細かい質的な個人差を鑑別するようになったからである。個人に対する認識が自然科学において初めて可能になったのはこの時である、とフーコーは主張する。（一七二ページ）

以上の結論として彼が述べているのは、十八世紀末からわずか半世紀にみたないほどの短い間に医学史が大転換を行ない、屍体解剖によって可視的なものを通して死そのものに目が注がれるようになった、つまり臨床的にも不可視なものが見られている、ということになった、というのである。

この「解剖＝臨床医学的」方法は、病気の構造内に個人的変化というものが、いつでも存在しうることを初めて確証した。この可能性をくみこんだ臨床医学がここから生まれたと見られる。「解剖＝臨床医学的」方法がポジティヴな医学の歴史条件を形成すると考えられる所以である。死が医学的経験の具体的な前提条件となったとき、病は初めて反自然から離れ、個人の生きた肉体の中のものとなったのであった。

個人に関する最初の科学的ディスクール（ディスクールとは言説、論述などと訳されるが、フーコーにおいては表現されているもののすべてを意味し、すべて「存在」はディスクールの網の目を通してとらえられる、とされる）が死という契機を通過しなければならなかったという事実は西洋文化にとって決定的な意味を持っている、とフーコーはいう。『精神疾患と心理学』や『狂気の歴史』の中では「非理性《デレーゾン》」の経験から心理学が生まれてきたのだ、と彼は主張しているが、ちょうどそのように個人についての科学も死を医学的思考の中にとりこむことによって生まれてきたのだ、というアナロジーを考えているようにみえる。『臨床医学の誕生』の結論（一九九ページ以降）で彼はこの考え方をまとめて述べている。要約すれば次のようになろう。

個人が自己自身の認識において主体であると同時に客体でもありうるという可能性は、有限性の構造における一つの逆転を意味する。十六世紀から十八世紀前半までの思考においては、有限性の内容はただ無限性の否定にすぎなかった。ところが十八世紀以来の考え方では有限性というものにポジティヴな力が賦与された。この逆転こそポジティヴな医学を組織するための哲学的条件として役立ったのである。また逆に、このポジティヴな医学は経験的なレベルで現代の人間をその根源的な有限性に結びつける。諸人間科学の全体的構築の中で医学が占める根本的な地位はここから生じた。医学は人間の有限性をたえず告げはするが、同時にその有限性のポジティヴな面であり、武装されたかたちである技術的な世界についてもまた、たえず語りかけるからである。これが西洋文化におけるポジティヴィズムの発生に最も強く作用したのである。

2　フーコーの歴史観と人間観

歴史観

以上にまとめた『臨床医学の誕生』は十八世紀後半から十九世紀前半までの臨床医学史ともいえるものであった。その他の著作の大部分も歴史的な内容を持っているが、彼の歴史観は彼の人間観に密接につながっているので、ここではまずそれを見ていきたい。

フーコーの考える歴史とは、ふつうの場合のように歴史上に現われた事実や思想を時間的に追跡して行くことではない。それは歴史を可能ならしめた条件を明らかにすることなのである。彼の考えでは、文化の一分野においてある現象がある時に現われたとしても、それはけっしてその時代の他の分野での情況から孤立して現われるものではない。たとえば医学の分野での変遷を辿る場合でも医学史だけに視野を限っていては真相はわからない。政治、経済、社会思想、社会的事件や実践上の慣習など、こうしたさまざまな分野にわたってある時代を眺めわたさなければ、ある分野で起こったある変化の発生条件がわからないというのである。それはとりもなおさず時間の縦軸をどこかで横に切ってある時代の横断面図をこしらえて検討することである。この検討方法もふつうの概念設定にとらわれず、未発掘のさまざまの事柄を探し出そうとするから、この作業をフーコーは「考古学《アルケオロジー》」と呼ぶ。彼のほとんどすべての著作に「考古学」ということばが主題または副題としてつけられているゆえんである。

歴史という時間の縦軸をところどころで横断するという手法は、もし歴史を連続的なものとみるならば煩雑この上もないことになろう。しかし、フーコーは歴史の連続性を否定する。少なくとも歴史の流れには、ところどころに「切れ目《クピュール》」があると彼は主張する。切れ目とは突然の大きな変化、変動を意味するらしい。この考え方は諸著書に暗黙のうちに現われていたが、最新作『知の考古学』においてはっきりと打ち出された。この著書に記されているところを次に簡単に要約してみよう。

歴史的なもろもろの事象はある時代の人間のものの考え方を外側から支配するさまざまのルールの体系《システム》によって規定される。このルールとは言語、社会制度、慣習などのそれをいう。こうしたルールのシステム全体をフーコーはアルシーヴと呼ぶ。アルシーヴとは本来「古文書」を意味するが、フーコーはこれに特殊な概念を与えているわけである。

結局彼のいう考古学 archéologie とはこの archive を分析し、解明するものであったことが、ここで初めて判明する。（一七二―一七三ページ）

この方法で歴史を研究すれば人間の歴史には連続性など見られず、いくつもの切れ目、すなわち断絶がみられ、超越的な合目的性などは見当たらない、とフーコーは強調する。

「思想史からあらゆる超越的なナルシシスムを剝ぎとる必要があった。……超越的契機を啓示するような役割は思想史にはありえないことを示す必要があった。カント以来の合理的力学、フッサール以来の数学的観念性、メルロー＝ポンティ以来の知覚世界の意味などは、この超越的契機を担っていないのである。」（二六五ページ）

こうして歴史の連続性を否定するフーコーは近代西洋文化史の流れに、少なくとも二つの大きな「切れ目」のあることを『狂気の歴史』や『臨床医学の誕生』や『ことばともの』で実証したと主張する。それは十六世紀の初めと十八世紀の終わりである。そして彼の見るところでは現代のわれわれはまた一つの「切れ目」にさしかかっているという。これを『知の考古学』の結論で彼は危機とよび、次のようにいう。

「われわれはだいぶ前から一つの危機にさしかかっている。その範囲は広がるばかりである。この危機において問題になっているのはカント以来の超越的思考や……人間学的思考なのである。この人間学的思考はすべての問いを人間存在の問題にくみこんでしまい、実践の分析を回避することを許してしまう。さらにこの危機において問題になっているのは、あらゆるヒューマニスティックなイデオロギーであり、とくに主体の地位ということである。」（二六六ページ）

人間観

本稿にとってさらに重要なのはフーコーの人間観である。前述の歴史観と必然的に結びつくのは人間の主体性の否定ないし限局である。フーコーは人間存在の主体性を前提とした人間学的な考え方に真っ向から反対する。「人間には同一性《イダンティテ》などはない。人間は時代により、文化により、異なった社会制度や慣習のルールによって支配される存在で、人間の存在も行動も理性もすべて差異であり、分散である。人間の歴史も時代の差にすぎない。」（一七三ページ）

こうした考え方であるから、創造的な主体としての人間は無視される。少なくともフーコーの「考古学」とは無縁であるという（一八三ページ）。それでは人間にまったく主体性がないというのか、という問いに対しては巻末の結論で、いくたびか対話のかたちで弁解している。同じ時代にあって、同じルールのシステムに支配されながら、その枠の中で個々の人間がちがったことを言ったり、ちがった選択を行なったりすることをみとめるのに彼はやぶさかではない。ただし、この主体の勢力範囲はきわめて限られたものでしかない、と重ねて念を押す。

ことに人間の歴史に何か変化が起こるとき、それは人間が新しい考えや発明や創造性を発揮したから起こったのではなく、むしろ「一つの実践内での、また隣接諸領域内での、さまざまな変化を前提とする」のだという。（二七二ページ）

人間の語るディスクールは、その主体から発生したというよりは、無名のルールの総体から発生するものである。人間の歴史も言語も神話もみなこうしたルールに従っているが、それは必ずしも意識されない。人間は自分が意識的に語ることによって世界をも人生をも変えられず、世界や人生の意味さえ変えられない。「何を語ってみても人間のことばはその生命よりも永続するものではない。」（二七五ページ）

フーコーの人間観に対する批判

以上がフーコーの最新作『知の考古学』に見られる考え方であって、本稿の初めに掲げた他の著作と照らし合わせてみると、だいたいにおいて出発点以来、一貫した考えがつらぬかれていることがわかる。ちなみに彼の出発点とは『狂気の歴史』(一九六一)と考えるべきであろう。これを出したあとで『精神疾患と人格』(一九五四)という処女作を書き直して『精神疾患と心理学』という、かなり内容の異なったものにしているし、一九四七年に出たビンスワンガーの『夢と実存』へのフーコーの序文は、初期の彼が現象学や人間学に強く傾いていたことを示す。要するに一九四七年から一九六一年の間に、フーコーの人間観に大きな変化が生じたにちがいない。これはフーコーとの個人的接触でも筆者がたしかめ得たところである。

一九六一年以後の彼の著作にあらわれたところから判断すれば、彼は現象学的・人間学的な考え方に真っ向から反対していると思われる。人間の主体性を否定し、非人称的なもろもろの「ディスクール」に支配されて生きているのが人間であるという。

この思い切った決定論に対して多くの批判が加えられてきた。たとえば精神医学者アンリ・エーは『狂気の歴史』について『意識』という著書の中で烈しく論評している。フーコーが精神病を単に社会的・司法的な必要や偏見の産物とみなしているのは絶対にうなずけないというのであるが、たしかにわれわれにも、フーコーの見方はあまりにも事の本質を単純化しているように思える。

心理学者ピアジェは『構造主義』という著書で『ことばともの』を批判している。科学的心理学とは、産業社会が個人に強制した新しい規範から生じたものだというフーコーの説には独断や飛躍が多いとし、彼がフロイトの無意識の概念を不当に大きく評価しているとする。意識生活全体が無意識と密接な関係にあることはたしかだが、この無意識の構造そのものが意識を生命全体に結びつけていることをフーコーは忘れているのではないか、とピアジェは述べ、心理学の持つ「生物学的な根」を断ち切っていることを非難している。後にも述べるように、フーコーの人間観なり狂気観なりに、生物学的な視点が欠落していることはわれわれ医学関係の者にとっても納得できないところである。

そのほか、たとえば哲学者デュフレンヌもわざわざ『人間のために』という著書を書いてフーコーの『ことばともの』を批判した。フーコーが人間をただ外部の「システム」つまり「もろもろの必然性の網目」によって支配されているものとしてとらえることの危険を指摘している。要するにこれは古くて新しい人間の自由の問題であろう。

本稿の立場としては生命、とくに人間の生命を考える場合と、臨床医学における生と死を考える場合にのみ、フーコーの歴史観や人間観を問題にしたいと思う。もとよりわれわれもフーコーの人間観や歴史観に全面的に同意することはできないのだが、ピアジェさえみとめたように、フーコーの仕事は「その破壊的な知性の鋭さのゆえに」無視しえない多くの価値を持っている。人間の主観的側面や主体性を重く見るあまりに人間をとりまくもろもろの外的条件――文化、社会、時代などの影響を無視または軽視するおそれのあった人間学に対して、一つの大切なアンチテーゼを提出したのがフーコーの仕事である、と見ることができよう。しかし以上の外的条件もまた人間たちの考えや言葉、そして何よりも実践によって産み出すものであることを考えるとき、その人間たちを育む社会的条件とともに生物学的な条件にも思いをいたさないわけにはいかない。それは医学における生と死を考えるとき、とりわけ重要な視点となってくるはずである。

フーコーの現代医学観

フーコーは現代医学の様相を知らないわけではない。すでに『臨床医学の誕生』の終わりの部分においてブルッセ Broussais, F. J. V.（一七七二―一八三八）の業績を紹介し、それが現代医学史上の最も注目すべき革命を意味する、と述べている。（一九六ページ）

どういう意味でそういえるかというと、ブルッセにいたって熱病に関する論議がさかんとなり、病気の中には解剖によって必ずしも損傷箇所が発見されないものもあるということがわかった。したがって病とは刺激因子に対する生体内組織の反応にすぎないのではないか、との考えが起こってきた。これにより、現代にいたるまで「病的反応」という考え方が支配的になった。それゆえブルッセの著書『一般に承認されたる学説の検討』（一八一六）は革命的なものだとフーコーはいう。これは他の学者の説とも一致する。この「反応」という考え方は、現代の精神医学においてもとくに顕著な潮流の一つを形成しているといえる。

さらに『知の考古学』においては、その後の医学の発展が次のように描かれている。

「十九世紀以来の医学の……臨床的なディスクールはさまざまな記述の総体であるだけでなく、依然として生と死に関するさまざまな仮説、倫理的選択、治療上の決定、制度上の規則、教育上のモデルであることを認めないわけにはいかない。……また記述のしかたもたえずその視座をずらせて来たことを認めぬわけにはいかない。そのわけは、ビシャから細胞学的病理学にいたる過程で、もろもろの尺度や座標をずらせなくてはならなかったからでもあろう。また視診、聴診、触診などから顕微鏡の使用や生物学的テストにいたる過程において情報のシステムが変化したからでもあろう。さらに単なる解剖＝臨床医学的関連から生態病理学的過程の微細な分析にいたるまでに、記号《シーニュ》（病状）の語彙とその解読法が完全に再編成されたことにもその一因があろう。その上、医師自身が次第に記録・解釈・情報の座ではなくなり、彼の傍に、彼の外側に、多くの資料の山や、関連づけのための装置や分析技術ができあがったせいもあろう。というのは、医師はたしかにこれらを利用しなければならないが、患者に対する「眺める主体」としての彼の立場は、これらによって変えられてしまうのである。

以上のような変化は、あるいは今日、新しい医学の敷居へとわれわれを導くものかも知れないが、こうした変化は十九世紀を通じて医学的ディスクールの中にゆっくりと沈澱されて行ったものである。……そこにある統一を求めようとするならば、……それは純粋に知覚的な記述だけでなく、いろいろな道具の媒介による観察、実験室における実験のメモ、統計学的計算、疫学的調査、人口統計、制度上の規則、治療上の処方箋などを同時に、または次々と生み出した、もろもろのルールの総体にあるのではなかろうか。」（四七―四八ページ）

ここでフーコーが現代医学の動向を的確につかんでいることを認めないわけにいかない。彼のいう通り、多くの技術発達により、現代の医学は以前のように医師の個人的、名人芸的な作業にたよるところが少なくなり、多くの機械的な検査方法や記録方法にたよるところがますます増えてきている。コンピューターで診断をするようになる日も遠くないと主張する人もある。

さらに社会的次元から医学を眺めてフーコーはいう。

「産業資本主義の時代においては労働力を確保する必要から病は社会的な次元を持つようになった。健康の保持、治癒、貧しい病人への公的扶助、病因や病源の探究等が国家の責任となってきた。……ここから労働の道具として肉体を価値づける考えが出てきたのである。」（二一三ページ）

これと同じ論理でフーコーは精神障害者の問題をも扱っている。『狂気の歴史』や『精神疾患と心理学』や来日のさいの講演においても、精神障害者は労働力の担い手となりえないために産業社会から疎外されたのだとしている。しかしこれが必ずしも政治的イデオロギーの立場からいわれているのでないことは彼みずからのことばで明らかである。要するに彼がいいたいのは心身いずれにしても病んでいる者にも人権があるのだということなのであろう。彼の反ヒューマニズムもかならずしも単純でなく、こうしたヒューマニズムの契機をも内包しているのである。

3　現代臨床医学における生と死

以上においてフーコーの見る臨床医学および人間観をしらべてきたが、ひるがえって現代における臨床医学のあり方を考察してみることにしたい。何といってもフーコーは哲学者であって医師ではないから、彼が臨床医学の歴史についてどんなに調べ、かつ考えたとしても、それはあくまで傍観者の立場に身をおいてのことである。

医学教育を受けるとはどういうことであるか。医師の精神構造はどういう特徴を持つか。また死や狂気と闘う患者を前にして医師はどういう悩みを悩まなければならないか。おそらくフーコーは身をもって体験したことはないと思われるが、われわれはそこからもう一度生命と死について考え直してみたいのである。

医学教育における生と死

フーコーは『臨床医学の誕生』においてビシャの解剖学に現代臨床医学の基礎を作るほどのものとしての意味を与えた。われわれはここでフーコーの見方が医学史的に見て正しいかどうかということよりも、現代臨床医学において屍体解剖ということがどういう意味と役割を担っているか、をまず考えてみたい。

《解剖実習》周知のように、一般に医学教育においては、その初期に徹底した解剖実習が行なわれる。この材料に用いられる屍体はふつう半年またはそれ以上の間フォルマリン漬けにされたもので、生前、囚人や身許不明者であったものなどが多い。教師にも学生にも屍体が生前どういう人であったか、何も知る由もない。屍体はみな薬品のために変色し、筋肉も硬くなり、人間というよりは人の形をした物体という観がある。

医学修業を始めたばかりの、いわば素人の学生は、いきなりこの物体ととりくみ、毎日長時間にわたってこれにメスをふるうことになる。その時、学生の傍には詳しい解剖学図譜が置かれ、彼はたえずその図と屍体とを見くらべながら皮膚を剝ぎ、脂肪を除き、血管や神経の名称をたしかめ、その走行をしらべる。この際、彼の意識において、本来正しいものとされるのは図譜の示すところであり、もし屍体の所見にそれと異なるところがあれば、屍体のほうが異常であり特殊である、とされやすい。

つまり、この場合、ビシャの解剖学の場合とは正反対に、屍体において求められ、たしかめられるのは個性ではなく普遍性である、といえないであろうか。

フォルマリンに長い間漬かっている間に、屍体には「死の時間」がきざみ込まれているはずだが、これも学生の意識には大してのぼってこない。ここもまたビシャが意図したところときわめて異なる。医学生は初めのうちは屍体にふれることさえ気味わるがるが、次第に慣れてきて屍体の傍で食事をしたり冗談をいったりすることも平気になる。これは「慣れ」の結果、きわめて自然に起こる意識の変化なのである。

医師とはまだ感受性の鋭い年齢のころ、このような経験を医学教育の初めにたたき込まれた者なのである。これは当然、医師のその後の意識形成に強い影響を及ぼさずにはおかないはずである。その影響とはビシャ風のものであるよりも、ルネサンスからモルガーニにいたるまでの解剖学に見られる人間認識を助長するものではなかろうか。つまり死は人間の普遍性、平等性を証《あかし》するものとして把握されるのではなかろうか。

ルネサンスの人は生きた人間を見るとき、そこに骸骨を見たといわれるが、それにも似た心性が解剖実習を経た医学生の精神のどこかにしっかりとできあがるものと思われる。これは人間の身体に注射や手術というかたちの侵襲を加えねばならない医師として、ぜひとも必要かつ有用な心性であろう。とりわけ外科医にとって精密な解剖学的知識は欠くことのできない前提条件である。また彼が手術のメスを下す際に、麻酔された生体を、あたかも屍体に対するがごとき冷静かつ無感動な意識をもって作業をすすめる必要があることは当然である。外科を志す医師が一般に行動的、合理的精神の持主であるのは当然で、そうでなければよくその任務を果たすことはできないであろう。《病理解剖》一般に医学生が病理解剖を経験するのは、何か特異な、または特徴ある病気で大学病院入院患者が死亡した場合に限られる。日本では施療患者以外の場合、肉親が解剖を拒否することが多いので、これはさして数多く行なわれるとは限らない。また病理解剖は実習の屍体解剖の時のようにゆっくり何日も時間をかけて身体をくまなく調べるのではなく、主として診断の正否や手術その他の処置の成功度などを調べることになるから、ビシャの解剖学よりは、たとえばモルガーニのごとく「病気の座及び原因について」ただすことになろう。ただし、病理解剖はふつう死後間もなく行なわれるから「死の時間」による作用は著しくないはずで、しかも死者の生前の様子は教師及び学生にかなりよく知られているのがふつうであろう。したがって病理解剖に立ち会う際に学生は初めて生きていた人間が短時間に屍体に変容してしまうのを見るわけで、ここでは少なくとも生と死をへだてるものについて生なましく何ものかを感じさせられ、考えさせられるものと思われる。ただしそれは彼の感受性が以前の解剖実習によって鈍麻されていないことを前提とする。

医学教育の中で学生が患者の死に立ち会うことはきわめて稀と思われるので、結局解剖実習と病理解剖、そのうちとくに前者が、死の体験として学生に強く印象づけられると考えられる。このことの意味はのちに考察する。

臨床における生と死

医学修業を卒えてからの医師で、病理解剖をしばしば行なう者は必ずしも多くない。解剖学専攻の者を除いては、たまたま自分が受け持った患者が死亡し、肉親が解剖に同意を与えた場合に限るのであろう。むしろ臨床医が日常接するのは、ビシャのいう、「生の中に配分された死」であり、生と抗争する死、すなわち生における「部分的な死」なのである。その最もきわだった例として次に原爆症、らい、老年性痴呆をあげてみよう。

　被爆者についての広汎な研究を発表したR・リフトンの大著はきわめて端的、象徴的に『生における死』Death in Life と題されている。現在なお被爆の結果として種々の症状に悩みつつある人は、死の脅威のもとに生きる人たちであり、いわば「死の種」を抱きつつ生きている人たちといえる。癌を病む人も客観的にみれば同様だが、多くの場合、患者は病を知らされていないし、経過は比較的急性であるから、癌患者に接する医師の意識もかなりちがうものと思われる。

　らいは治りうる病となり、それ以前でもらいだけで死にいたることはきわめて稀であった。しかしらいの後遺症としての失明、畸形などは多い。手指を失った者や、片脚、または両脚を切断している者もある。このような場合、身体のいくつかの部分が死んでいるか喪失しているわけである。こうした部分的死または部分的喪失に対して、患者全体の生命——すなわち精神的・肉体的生命が戦い、欠損と死を補っているのを医師は目のあたりに見ることができる。ちなみにらいの施設ではほとんど全部のらいの死者が解剖される。

　もう一つの極端な例として老年性痴呆の場合がある。ここでは大脳皮質の神経細胞がかなり死滅または萎縮し、患者の知能が働かなくなり、いわゆる古い脳だけが最後まで機能を残しているのをみる。患者の精神生活は幼児のような状態に退行し、ひどい場合にはただ自己保存の機能、たとえば食欲だけが健在というような事態になる。この場合にもやはり生が最後まで死と戦っているといえる。

これほどきわだった例でなければ、日常の臨床のいたるところで死と抗争する生が目撃される。それはいわば生の自然な営みで、それをただ助け、補強するのが医学であるともいえる。

この抗争がついに敗北に終わったとき、臨終がやってくる。これに立ち会う医師は、死が部分的に、次々と身体の各所を襲ってくるのを見守る。「部分的な死」とビシャがいったのはあくまでも正しい。ついに死が身体全体を征服してしまったとき、初めて医師は死の診断を告げるのである。

臨床医が自分で診察してきた患者の屍体解剖をするときは、学生の場合とちがって、気持ははるかに複雑なはずである。人間として故人と親しんできた感情を押し殺し、まず自分の診断や処置があやまっていなかったかどうかをたしかめなくてはならない。そのときはむしろ冷酷な「科学者」の意識であろう。すべてが終わって患者をとむらうとき、初めて彼はゆっくり人間として患者のことを思うことが許されるのである。

臨床医における個性の認識

こうして見ると、臨床医とはいわば引き裂かれた存在である。それはそもそも臨床医学が自然科学ではないことに由来するのであろう。それはフーコーも『知の考古学』でいっている（二三六ページ）。臨床医学には物理学や化学のような厳密さはないし、経験的な観察やさまざまな粗雑な試み、及びその結果として、種々な処方箋、制度上の規則など、ほとんど体系を欠く要素がふくまれている。生理学、細菌学、病理解剖学など、科学の名にふさわしい厳密さに到達している分野もふくまれているにせよ、全体としてはきわめて非体系的、非科学的なものであることはフーコーのいうとおりである。

この「非体系性」の最も大きな原因は、医師対患者関係というものが、けっして科学者対物質という関係に還元されえないことにある。それはあくまで人間対人間の関係であり、対人関係というものは、相手の個性の認識と切っても切り離されないものだからである。

フーコーは西洋医学、ひいては西洋文化において、個性の認識というものが屍体解剖によって初めて確立されたという。たしかに屍体解剖——とくに死後間もなく行なわれる病理解剖において、個人の病はその人独自のものとしての特徴をあらわにするであろう。しかしそれはあくまでも肉体としての個性であり、しかもすでに生命の躍動を失った、静止した物体の示す独自性である。

屍体の示す独自性と生きていた時に示された個性とを同一視することができようか。このフーコーの論理には大変な飛躍があるとしか思えない。たとえもし彼がいうように医学上の思考が西洋史の上で哲学的な重味を持ってきたとしても、屍体で解明される病理学と、いわゆる生態病理学との間には大きな差があり、後者はビシャより後の医学でますます重要視されるにいたった。それはフーコー自身も最新作で言及しているとおりである。

しかも臨床医が病理解剖をすることは比較的まれであることを考えると、彼が屍体解剖において個性を認識することはむしろ少なく、それよりも患者の生前、患者の生きた個性に接してその独自性を把握することのほうがはるかに多いのではなかろうか。この際把握される個性とは患者の身体的特徴もあるが、それと同時に、あるいはそれ以上に、患者の示す精神的特徴が主要な部分を占めるはずである。

ところで人間の個人的、精神的特徴はどういうものから形成されているかというと、当然、身体からの影響を見逃すことはできない。精神医学で研究されてきたように、人間は心身の統一体であり、自律神経系、内分泌系を介して身体内の臓器や体液の状態など、すべてが精神のあり方のニュアンスを変える。

この点から見ると、患者の個性とは身体から遊離したものでなく、また身体そのものもバラバラの構成要素のよせ集めではない。身体内の諸器官はかなりの程度まで代替可能なことが証明されてきたが、心身の個性を変えずに代替することはどこまで可能なのか。たとえば脳についてはこれが最大の問題であろう。個性を変えても生命を延ばすことが大切か。どの程度まで個性は重んぜられるべきか。こうした問題に必ず医学は直面することになるであろう。現在のところ、まだそこまでつきつめて考える必要にせまられていないので一応個性をも生命をも尊重するというたてまえで済んでいるのだと思われる。

ともかく、心身両面から認識された患者の個性は、生前は「歴史的時間」の中にくみ込まれていた。有名無名を問わず、家族の一員、社会の一員として、時代の背景をなす、非人称的な「ディスクール」を作る上に一役を買っていたはずである。ところがひとたび死んでからは、たとえ新しい屍体にどのような「病の独自性」がきざみ込まれていようとも、それは間もなく崩壊し、身体を構成していた諸原素に還元されていく。その人物が生前いかなることばを語ったとしても、それは歴史の上に何の作用をも及ぼさない、というフーコーの主張をそのまま受け入れるならばなおさらのこと、死後の人間はもはや歴史とは関係のない「無時間」の中に移ったと見るべきであろう。生前の時間に、患者が示した言動の中にこそ彼の代替不能な個性が輝き出ていたはずである。フーコーが何と言おうとも、じつはこれこそ歴史に属するものであったはずである。

臨床医とはいわば引き裂かれた存在であると前に述べたが、それは彼が「人間の有限性のポジティヴな面」としての技術を駆使して、患者の生命を護るべき使命を担っていると同時に、まさにその「有限性」のゆえに、彼の技術も患者の生命も限られた範囲でしか全うされないことを知っているからである。この有限性の認識のもとに、患者の人間性に対して、人間として交わる使命をも担っているからである。

このような引き裂かれた存在を支えうるものは何であろうか。それは、たとえどんな状況にあろうと、人間の生命に尊厳があるとの信念ではなかろうか。あえて信念というのは、これはおそらくすでに自然科学的認識の領域を超えた価値観の問題だろうと思われるからである。もし西洋医学の教育と実践の中でこの価値観が崩壊しつつあるならば、われわれはこの問題についてどう考えるべきか、それを次に考察してみたい。

4　西洋文明の限界

医学教育の反省

医学において生命という時、それはあくまでも人間の生命を指す。しかし、すべて生命あるものは尊いという立場もある。それはそれとしてきわめて大切な視点であって、人間もまた自然の一部であることは一刻も忘れてはならないことであろう。ことに医学をやった者ならば、たとえば人間の白血球の動くさまがアメーバそっくりなのを顕微鏡で見たことがあろうし、脳細胞の樹状突起が幼時から成長して行く様子が、樹の根や枝が伸びて行く形そのままなのに驚いたことがあるにちがいない。人間の生命も、他の生命とまったく同じような原理と法則に従って地上に栄えてきたのだろう、と考えるのがごく自然である。

その中でとくに人間の生命が尊いといえるかどうか。これも一つの問題である。ただ、少なくとも人間の生命に特有な点というならば、脳がとびぬけて発達し、精神生活がけたはずれに複雑に、豊かになっている、ということを認めるのに、だれしも異存はないと思われる。

この精神性は、ひとりひとりの人間において特徴ある現われ方をする。それが個性というものであろう。個性的精神性をそなえた生命を護ること——これが医学に課せられた任務である。これに対して医学教育はどう対処しているか。

すでに見たように、医学課程の第一歩において解剖実習を行なうが、これは医学生と医師の意識に大きな影響を及ぼすものと思われる。医学の技術的要請を考えればこれは必要な訓練である。

しかし、これは生体を物体と同一視してしまう危険をはらんでいるといえないであろうか。この影響に対抗するものが医学教育の中にぜひともなくてはならない。それは何よりも生命の尊厳ということをはっきりと医師の心に銘記させるような医学哲学に求められるべきであろう。フーコーがすでによく見てとっているように、現代医学はますます機械的な諸テストや、脳波・心電図その他の測定装置やコンピューターによる答にたよろうとする傾向にあるだけに、生命に対する畏れの念を失い、非人間的なものに堕する危険に直面している。

しかし、生きた人間のからだ自体、屍体とはまったく異なる。死んだばかりの身体は生体と同じ構成要素から成っているかも知れない。しかし、これらの要素を有機的に統一して働かせていた機能が失われているのだ。その欠けているものについて生気論者たちのようにアーケウス・インフルエンス（ヘルモント）、インペトゥム・ファキエンス（ブールハーフェ）、アニマ・インスキア（シュタール）、レーベンスクラフト（ハラー）、生の原理（バルテス）など特殊な実体を想定し、命名する必要はない。

ただ事実として屍体と生体とはまったく異なることを確認するだけで充分であろう。一方は解体と腐敗に向かい、他方はあくまでもその機能を保とうとする生の様相を示す。しかもこの生の特徴はただ肉体的な働きにあるのみではなく、精神の働きを示すところにある。その精神の働きを通して医師は患者の個性を認識しえたはずであるし、この個性こそ患者の存在のかけがえなさを発揮していたはずである。大きな歴史の流れに合目的性はない、とフーコーは断じたが、医師にとってはこの問題はにわかに判断を決める必要のないものかも知れない。しかし、患者の人生の歴史性を医師が否定することは許されないと思う。患者はある時点にこの世に生み出され、ある社会的背景のもとにある歴史を辿ってきた。この社会と歴史にくみ込まれている患者の生命は、それだけでずっしりとした重みを持っている。医師はその重みを感じつつ、この生命を護ることに最善をつくさなければならないのである。それはフーコーのように臨床の場に立って苦しむことなく、ただ遠くから医学について「哲学する」者とはまったく別の視点を必要とすることなのだと思われる。

フーコーの役割

ここでもう一度フーコーの所説を考察してみよう。第2節で紹介したフーコー批判をここにくりかえすつもりはない。ただこれら批判の多くは最新作『知の考古学』以前の著作を対象としているので、フーコーが最近では人間の主体性を全面的に否定したのではない、としきりに弁解しているのが考慮に入れられていない。

ここでわれわれはもう少し公平な立場に立ってフーコーの考えを検討してみたい。実存主義的思考に支えられた、いわゆる「人間学」の考え方はたしかに人間の主体性の力を重く見すぎたきらいがあるのだろう。いかなる人間も時代的・社会的背景の影響を免れえない。人間の外にあるさまざまの社会的慣習のルール、風土、言語によって人間の思考、行動、感情は左右される。前述のとおり、こうした要素を軽視しすぎたきらいのある人間学的思考を修正する役割をフーコーは果たしたといえる。それは文化人類学の視野が世界的規模にまで広がってきた今日、当然現われるべきものであった。

またフーコーが精神障害者の疎外に対して西欧近代文明の考え方を告発したことの意味は大きい。それは要働けない者は疎外するという「産業社会」の論理に対して彼はくりかえして反発している。それは要するに働けない者、精神のふつうでない者にも人権があるということを訴えたいからにほかならないからと思われる。何がふつうで何がふつうでないかの基準も文化や時代によってちがうのだから、と彼は『狂気の歴史』や『精神疾患と心理学』の中でしきりにいう。

このことからして彼は西欧近代文明が重大なあやまちを犯し、その結果、いま行きづまり、大きな危機にさしかかっていると警告しているのだと考えられる。これはたとえばもう一人の構造主義者レヴィ＝ストロースが未開人に対する疎外ないし蔑視について西欧近代文明を告発したのと相呼応するものであろう。彼らは結局、人間とは何か、文化とは何かを問い、文化の相対性を主張し、未開人であろうと精神障害者とみなされるものであろうと、人間としての尊厳を持つものとして認めさせようとしているのではなかろうか。フーコーの論には一見「非人間性」が感じられるかも知れないが、それはまだ読みが浅いのではないかと思われるのである。

生命の尊厳

本書一八一ページで紹介したように、フーコーは医学が占める哲学的地位について次のようにいう。「医学は人間の有限性をたえず告げはするが、同時にその有限性のポジティヴな面であり、武装されたかたちである技術的な世界についてもたえず語りかける。これが西洋文化におけるポジティヴィズムの発生に最も強く作用したのである。」

しかし、医学におけるこの「有限性のポジティヴな面」「技術的な世界」とは何であろうか。それはたとえばさまざまな外科的、整形外科的手術であろう。これによってどれほど人間の生命が助長されたか知れない。そして現代では臓器移植手術というようなことにまで、これが発展してきている。しかし、これによって人間の生命の尊厳ということが、より深く認識されてきたろうか。ただ医学の進歩によって、人間の生命の本質的な有限性に目をつむり、あたかも生命が無限であるかのようなふりをしようとしてきたのではなかろうか。そこには医学の勇み足があり、この勇み足には医学教育のあり方に由来する「屍体と生体の混同」がある、といってはいいすぎであろうか。

もとよりフーコーも筆者も医学の進歩を否定するものではない。しかし、西洋医学の根底に屍体解剖にもとづく人間認識があった、ということを忘れてはならないと思う。この認識の上に立った西洋近代文明の行きづまりをフーコーが警告しているのだとすると、われわれ東洋の人間としてよほど考えなければならない。

たとえば西洋流のポジティヴィズムを押しすすめれば、老年性痴呆に陥った者、精神障害者、らいによる肢体不自由者などの生命は無用のものとみなされ、その尊厳は否定され、うっかりするとその存在さえ許容されないことになりはしないだろうか。弱者への愛を説くキリスト教の影響が今なお浸透しているはずのアメリカにおいてさえ、今日こうした風土が感じとられる。若い者、健康で働ける者だけのための社会のように見えるのである。

ビシャは生と死とを深く研究した結果、生きた人間の中に「部分的な死」が存在しうること、これに対し生が抗争しうることを認めた。この見方によれば老年性痴呆の人においては、大脳皮質の細胞がいくらか死んだにすぎないといえる。精神障害者においてもその障害の種類に応じて何らかの「死の過程」または少なくとも「生命を傷害する過程」が起こっているのだろう。らいの場合では末梢神経が細菌に犯され、そのために部分的な死や機能停止が起こっていることはよく知られている。

しかし、このような人たちにおいても、生は「部分的な死」と懸命に戦っているのである。またわれわれ健康人といわれる者にも「部分的な死」は少なくとも成人期以後はたえず起こっているものと考えられる。たとえば大脳の神経細胞は一四〇億とか一五〇億とか生まれ落ちた時から備わっているといわれるが、これらは成人に達しても全部活動しているのではないらしい。その一部分だけが働いていて、何かの原因で一部の細胞が死ねばもう再生は不能だといわれている。それでもなお精神機能が保たれるのは、スペアの神経細胞が代わりに働き出すことにもよるらしい。われわれの身体にはもちろん再生可能な細胞もある。皮膚や骨の細胞などは損傷して死んでも新しい細胞が生まれてきて、機能を回復する。

このようにわれわれの生命はたえず部分的な死と戦い、できるかぎり生命を全うしようとしているものである。その点でわれわれ健康者といわれる者も、前記のような廃疾者とみなされる者と根本的には少しも変わりはない。われわれが精神機能をふつうに発揮して、一応まともな生活をしているとしても、それはわれわれの功績というようなものでなく、まったくふしぎにも生命が保たれ、生命に支えられているからなのである。人間の生命を人間が造り出すことはできないのだから、われわれの生命もただ与えられ、支えられているにすぎない。この点で「廃疾者」とまったく同列なのである。

なるほど廃疾者はわれわれほど精神機能や主体性を発揮できないかも知れない。しかしフーコーがいうように、人間の主体性はきわめて限られた範囲でしか働きえないもので、大きな視点からみたらわれわれと廃疾者との間の差は五十歩百歩といったところであろう。社会的な有用性という観点ほどあやふやなものはない。時代と文化により、その基準もすっかり変わりうることをフーコーは示した。

われわれは近視眼的な視点によってあざむかれてはならない。われわれの健康も、いつ「部分的な死」または「全面的な死」によって奪われるかわからない。どんなに医学が進歩しても人間の生命の有限性をくつがえすことはできないと考えられる。

われわれの生命はこの大宇宙の中で、たまたまさまざまな条件が揃い、この地球上に一つの生命、一つの個性として生じた。医学がどんなに進んでも人間の生命を無から造り出すことはできないであろう。宇宙の一部である人間の生命は、宇宙線その他のかたちで、さまざまの影響をうけつつ、ある期間地上に存続し、歴史の中にひそかな足跡を残して行く。その語ることばはフーコーがいうように、「単なる風、単なるささやき、単なる翼の音」（『知の考古学』二七三ページ）にすぎないかも知れない。しかし、それはやはり人間をとりまく社会的時代的背景の「ディスクール」を形成するのに参与するのである。

フーコーは二百年来の西洋文明、科学的思考に見切りをつけているようにみえる。ここで東洋のわれわれはもう一度東洋の文化的遺産を検討し、またわれわれ自身のあたまでよく考え、生命の尊さについて深く考えるべき時に来ていると思われる。ことに医師がその教育の影響からか、死に対する鈍感さ、ひいては生命に対する軽視をひそかに抱きがちなことを反省し、医学教育と臨床医学について、再検討する必要が痛感されるのである。

おわりに

以上においてフーコーの臨床医学に対する考え方、主として生と死と病に関する見方を検討してきた。もっともこれは彼の見方というよりも、これらに対する西洋医学史、西洋文化史における考え方の検討とその意味に対する解釈といったほうがよいであろう。

この解釈、及びそれに由来する人間観に多分の独断や飛躍があることをわれわれは見てきた。すでにそれに対する批判の声は西洋の哲学者、心理学者、精神医学者からもちあがっている。

しかしフーコーの長年にわたる労苦の多い歴史的研究とそれにもとづく鋭い思考をただちにすべて独断としてほうむり去ることはできない。だいたい人間は、自分のうちにひそむひそかな弱点を衝かれるときに、最も烈しく反発するものである。フーコーがまき起こした、ごうごうたる非難はむしろフランス本国で大きく、また彼に対する興味や彼に近似な考え方は外国に多い。後者としてはたとえばアメリカの精神科医サッス、社会学者ベッカー、イギリスのレインやクーパーなどがあげられよう。フランスでは若い精神科医たちがフーコーの考えを研究や実践にとり入れようとしている。日本でも医学部大学院生など、若い医師にフーコーに対する強い関心が見られる。時代的要請に答えるものがあるのだろう。

非難にせよ、賛意にせよ、いずれもフーコーの一面をとり上げているにすぎないように見えるのが残念である。このへんでわれわれはよく批判力を働かせ、アーレス・オーダー・ニヒツ式でなく、参考になるところはとり入れ、受け入れられぬものは斥け、すべてを自分自身の考え方の刺激と養いにしたいものである。

何よりもフーコーとわれわれの差は、彼が哲学者であるのにこちらは臨床医である、という点である。生命をまもることを至上命令とする医師にとって、生命の尊厳ということを考えるのに、どのような考え方があるか。それにはフーコーが発掘したビシャの生と死に関する考え方が大きな参考になると思われる。死を真っ向から見つめ、その死をすでに部分的なかたちでとり込んでいると見られる生。この部分的な死と戦うのみならず、これと手をつなぎ合ってさえいる生としてわれわれは生命の尊さを考えたいと思うのである。死もまた生の友であるとまで考えることは、東洋のわれわれとしてはむしろ自然でさえあるのではないかと思うのだが、この点は東洋思想の専門家にお任せしたい。

文献

Becker, E.: *The Revolution in Phychiatry*, The Free Press of Glencoe, 1964.
Bichat, X.: *Anatomie pathologique*, Paris, 1825.
Bichat, X.: *Recherches physiologiques sur la vie et la mort*, Paris, an VIII.
Bichat, X.: *Traité des membranes*, Paris, 1807.
Binswanger, L.: *Traum und Existenz*, Bern. 1947. 荻野恒一訳『夢と実存』みすず書房、一九六〇年（フーコーの序文を収録）。
Broussais, F. J. V.: *Examen des doctrines médicales*, Paris, 1816.
Cooper, D.: *Psychiatry and Anti-Psychiatry*, Tavistock Publications, London, 1967. 野口昌也他訳『反精神医学』岩崎学術出版社、一九七四年。
Domenach, J.-M.: Le système et la personne, Esprit, Mai 1967. ドムナック編・伊東守男他訳『構造主義とは何か』サイマル出版会、一九六八年。
Dufrenne, M.: *Pour l'homme*, Editions du Seuil, Paris, 1968. 山縣熙訳『人間の復権をもとめて』法政大学出版局、一九八三年。
Ey, H.: *La conscience*, P.U.F., Paris, 2e éd., 1963. 大橋博司訳『意識』みすず書房、1巻、一九六九年。2巻、一九七一

年。

Foucault, M.: *Histoire de la folie à l'âge classique*, Plon, Paris, 1961. 田村俶訳『狂気の歴史』新潮社、一九七五年。
Foucault, M.: *Naissance de la clinique*, P.U.F., Paris, 1963. 神谷美恵子訳『臨床医学の誕生』みすず書房、一九六九年。
Foucault, M.: *Maladie mentale et psychologie*, 3e éd., P.U.F., Paris, 1966. 神谷美恵子訳『精神疾患と心理学』みすず書房、一九七〇年。
Foucault, M.: *Les mots et les choses*, Gallimard, Paris, 1966. 渡辺一民訳『言葉と物』新潮社、一九七四年。
Foucault, M.: *L'archéologie du savoir*, Gallimard, Paris, 1969. 中村雄二郎訳『知の考古学』河出書房新社、一九七〇年。
フーコー「狂気と社会」京都・東京における講演要旨、神谷美恵子訳、みすず、十二月号、一九七〇年。
Foucault, M.: *L'ordre du discours*, Gallimard, Paris, 1971. 中村雄二郎訳『言語表現の秩序』河出書房新社、一九七二年。
Henry, J.: *Culture Against Man*, Random House, New York, 1963.
泉靖一編『構造主義の世界』大光社、一九六九年。
神谷美恵子、構造主義と精神医学、精神医学、一一巻、一九六九年。
神谷美恵子、構造主義と精神医学――ミッシェル・フーコーを中心に――、津田塾大学紀要、一号、一九六九年。
Lifton R. J.: *Death in Life*, Random House, New York, 1967. 湯浅信之他訳『死の内の生命』朝日新聞社、一九七一年。
Morgagni, J. B.: *De sedibus et causis mirborum*, Venise, 1761.
Piaget, J.: *Le structuralisme*, P.U.F., Paris, 1968. 滝沢武久他訳『構造主義』白水社、一九七〇年。
Szasz, T.: *The manufacture of Madness*, Harper & Row, New York, 1970.

（一九七三）

初出一覧

第一部

ひとことしごと　『ルガール』五号、一九七一年一月
島の診療記録から　『心の健康』二十二号、一九六九年九月
自殺と人間の生きがい　『総合看護』一九六七年七月
生きがいについて　『看護学生』一九七一年一月
心に残る人びと　『からだの科学』一九七一年十一月
患者さんと死と　『信徒の友』一九七三年二月
コラム「天窓」『朝日新聞』一九七四年一月—五月
自己の死と孤独　『心と社会』六巻三号、一九七五年
なぐさめの言葉　『岩波講座　日本語』第十一巻月報、一九七七年十一月
老人と、人生を生きる意味　『あけぼの』一九七八年九月
沈黙の意味　『岩波講座　子どもの発達と教育』第四巻月報、一九七九年七月
医師が患者になるとき　『看護教育』一九七五年五月
対談・病める人と病まぬ人　『看護学雑誌』一九七五年四月

第二部

限界状況における人間の存在　Confinia Psychiatrica, 6:15-52. 1963
人間学　『からだの科学』二十九号、一九六九年
「ピネル神話」に関する一資料　『津田塾大学紀要』五号、一九七三年
西洋臨床医学の生命観　『人間の世紀』第一巻（潮出版社）、一九七三年

神谷さんのまなざし

外口玉子

神谷美恵子さんの『ケアへのまなざし』の解説を、との依頼がみすず書房から届いた時、ほかならぬ神谷さんのご本ならば是非と、即座にお引き受けした。ご本のタイトルが私の年来の関心事と重なっていたことによって、よりはずみがついたように思う。その後冷静になってみると、あの深い思索によって生みだされた透徹した文章を解説などできようはずもなく、自分にはその任は務まらないと、いったんはお断りすべきかと考えた。

しかし神谷さんとの接点を丹念に振り返ると、それぞれの時代の制約の中で病む人に向き合い続けようとした歩みに、重なり合いがあることをあらためて感じた。医師と看護者という違いはさておき、精神医療の場とらい療養の場とを行き来していたことによって、「病むこと、即社会からの隔離」の理不尽な現実に身をもって触れた。一九六〇年代の後半から、組織の枠の外から加わってらい看護にかかわり、療養所に十数年間通った経験は、私の医療観を大きく変えた。そのことが、現在取り組んでいる、精神障害者が地域で普通に暮らし続けるための支援活動にもつながっている。

神谷さんと自分が身をおいた場をひと筋の接点にして、受けとめ得たことを私が引き継いだもの（と言ってはおこがましいかもしれないが）として、次の世代に伝える役割を多少なりとも果たせたらとお受けすることにした。そのようなわけで、通常の解説とは異なるものになるかもしれないが、どうかお許しいただきたいと思う。

（なお本稿では、現在一般的な呼称とされる「ハンセン病」ではなく、療養所で暮らす人びとの生活に長く根を下ろしてきた「らい」を使用する。また、看護師、准看護師を含めて「看護者」と表わす）

本書におさめられた対談「病める人と病まぬ人」は、一九七四年秋、宝塚の神谷さんの自宅で行われたものである。その前年に刊行された神谷さんのエッセイ集『極限のひと』（ルガール社）を読み、その中の一編「心に残る人びと」（本書二八―三九ページ）にあらわされた、苦しみのあまり自宅玄関で臥し倒れているらいの患者さんを目の当たりにして、「ごめんなさい。つい失礼してしまって」と咄嗟に出る感性、その場をそっと立ち去る力を持つ神谷さんに魅かれた。私がそこに居合わせたならば、冷たいタオルを持ってきて手当てしようとして、そっとしておいてほしいと思っているかもしれない、その人を傷つけかねないだろう。ぜひお会いしてお話を伺いたいと対談を申し込んだ。

当時、狭心症をわずらっていた神谷さんは退院されたばかり。負担をかけないように、対談は当初一、二時間ほどの予定だったが、美しく盛り付けられたサンドイッチなど食事まで準備万端用意してくださっていて、けっきょく六時間近くもお邪魔してしまった。精神医療、らいについてはもちろん、神谷さんが公には表現しようとはされなかった幾つものエピソードが率直な語り口で次々と出てきて、話は尽きることがなかった。活字にできた内容はほんの一部である。

日本の大正・昭和のいわゆる近代化を担った先駆者として周囲の様々な要請に応えながらも、自分の節《ふし》をたわめることなく、そうあるようにある存在として、神谷さんは私の前にあった。心地よかったのは、いま思えば、これから後に続こうとしている若輩の私に降りそそがれた神谷さんのまなざしを全身で感じていたからだろう。翌日、私が長島愛生園を訪問することになっていたので、何かを託したい思いもおありだったのかもしれない。やがて長椅子に横になられたので、あわててお暇しようとすると、「こんな姿で失礼してよろしいかしら」となおも引きとめられた。

当時私は三十代半ば過ぎ、神谷さんは二まわりも人生の先達である。いま読むと、若さゆえの未熟さが露呈していてお恥ずかしいが、知の巨人にくらいついて懸命に何かを受けとめようとしていた。神谷さんは私の拙い問いにもまっすぐに応えようとなさった。そしてご自身が入院中に接した看護者の配慮が感じられない言葉や振る舞いには、直截に「看護教育はそこのところでしょう」とおっしゃる。先述のエピソードを挙げて、「そっと立ち去る先生はすばらしいです」と申し上げると、「その方が普段あまりにも素敵な方なので居合わせたことを申し訳なく思ったのだけれど、苦しみを軽減する技術があったら使ったほうがいい。私も看護技術を持っていればそうしたい」と言われた。

すべてにおいて率直でオブラートに包んだ言い方はされず、それが痛快だった。お忙しい方なのに決してそそくさとしたそぶりなどなさらなかった。「今日はあなたと話がしたいわ」という気持ちが全身から溢れているのを感じた。患者さんにはもちろん、どなたに対してもきっとそうでいらしただろう。この対談のあと、神谷先生ではなく、神谷さん、とお呼びするのが、私にはとても自然なことになった。

帰り際に真顔で伝えられたことをいまもよく憶えている。ひとつは「編集が済んだら、テープは消しておいてくださいね」とのこと。そして重ねて、「私がボケて、わからなくなって、失礼なこと言ったり振る舞ったりしたらお許しくださいね」と、たしかめるように言われた。あの折の神谷さんの齢をとうに越えたいまの私には、なおのこと響いてくる。神谷さんにとってどんなにか貴重なお時間をいただいたことかと、いまさらながら申し訳ない気持ちがこみあげてくる。

神谷さんと同じように私も呼吸器が弱く、幼い頃から何度も肺炎にかかった。呼吸器疾患は外気を取り込むところの支障なので、木枯らしが吹くと咳が出るというふうに身体が早めのサインを送ってきて、耳をすませよと呼びかけ、無茶な仕事のしかたを気づかせてくれる。「呼吸器の病気を持った者の特権ね。丈夫な人たちにはわからない」と神谷さんがおっしゃって、二人で笑いながら話したことを思い出す。

同じころ、演出家であり教育者でもあった竹内敏晴さんと何度か対談する機会があったが、竹内さんは耳が聞こえなくなって言葉が劈《ひら》かれたという。何かを失うことによって、あらたに得る感覚や磨かれてゆく感性がある。中井久夫先生が「障害を異物とするのではなく、障害を包みこんだときにその人らしさが生きる」という主旨のことをどこかに書かれていたが、神谷さんがまさにそうだった。医師らしくない疾病観をお持ちで、医学界のしがらみを突き抜けて、様々な地平を行き来されていた。

疾患からくる環境への敏感さからか、神谷さんのすばらしい自然観は文章にもあらわれているが、患者さんを誘ってよく散歩もされている（散歩に限らず、神谷さんには「風に向かって歩く人」という印象がある）。私もよく患者さんとの散歩をしていたのでわかるが、呼吸と歩調がいつのまにか合わさってきて、病室で話すのとは違った関係性が生まれる。二人並んで歩きながら話すと、射るまなざしにならず、お互いに顔色をうかがうこともない。歩きながら患者さんがぽろっという言葉に、私も構えが解かれるようなことがあった。自然の前では互いが平場《ひらば》におかれていると言ってもいいかもしれないが、一緒の空気を吸って共に在ることが、同伴者として認めてもらうことにつながってゆくのだろう。「感応する身体」とでもいうような、看護者の身体の向きや動きによって、双方向的なケアの可能性が拓かれる。

『ケアへのまなざし』が本書のタイトルだが、神谷さんのまなざしは、「目線」ではなく、このように身体全体で感じとられているもののように思う。そして何より、内なる呼びかけを実践的行為につなげてゆくお力をお持ちだった。自分を必要とされる場に身をおこうとするという点で私もそうだ。病む人自身がその人らしさを発揮できる場を持てるようにするために、結果的に周りから批判されようと病院の取り決めやルールをはみださざるを得ない、内なる何かに突き動かされてきた。病む人一人ひとりが主体的に生きてゆける拠り所を、日常的なところにつくりだしてゆくことを、最も大事にしてきた。

私は一九六一年に発足した「らい看護協同研究班」のリーダーで、多磨全生園の看護部長であった河野和子さんとの出会いによって、らい者の傍らにあり続けてきた看護者たちの背負ってきたものを分かち合おうとして、らい療養所に通うようになった。安保闘争など日本社会全体が政治の季節でもあった六〇年代、らい療養所もその趨勢に無縁ではなく、大きな転換期を迎えていた。そのような社会の動きを受けて、らい療養所で生きる人びとは、自らの来し方をとらえ直してゆくことを迫られた。その現れ方のひとつとして、日常的に身近にいる看護者に対し、自分たちを閉じ込めてきた輩として、攻撃の矢が向けられ始めたのだ。行政管理機構の一環である国立の療養所の現場の最前線で、患者たちの集団生活の維持管理を担わされた看護者は、良くも悪くも抑圧された感情や問題の受け手になりやすい。

当時、らい療養所に勤務していた看護者は、戦前から何十年にもわたって働いてきた「いぶし銀」のような存在の人たちがいた。社会の人々のらいに対する偏見差別はらい療養所で働く者にも向けられ、女学校の卒業生名簿から外された人もいた。懸命に身を尽くしてきたことが否定されたことで、辞めてゆく人、心を病む人もあらわれはじめた。このような状況におかれた看護者たちが担ってきたものの意味を共に確かめ合うことでサポートしたいと願った。歴史をかかえてきた組織の枠の外にある立場をいかし、以後、らい看護の担い手たちとの共労に長年携わることになった。学習会や宿泊研修会が継続的に持たれ、多磨全生園を中心に、全国のらい療養所からそれぞれの重い課題を抱えて集まった看護者たちと、夜を徹して語り合った。

らい療養所の看護者の多くは、あえて自分の体験を表現しようとはしてこなかった。「沈黙することで患者のそばにいさせてもらえる」という感覚があるように私には思えた。らい者の多くは本籍を隠し、名前も変えて療養所で暮らしている。看護者たちは自らも沈黙することで、互いに命を全うする場を担い合ってきたようなところがあったのではないか。そこには一種の共同体が成り立っており、血縁・地縁をこえた「価値縁」ともいうべきものを肌で感じ、すごいと素直に思った。神谷さんもそうでいらしたと思うが、われわれ外から「点」でかかわる者は、現場の人びとへの感謝がまずあって、その体験が語られくる時を待ち望むが、看護者たちはかたくなまでに、「語る」ことに対して自らの中に歯止めをかけているようだった。

沈黙を続けてきた彼女たちだったが、「ここなら話せる、この人になら話したい」という場を得たことで、患者さんとののっぴきならない場面について、堰を切ったように話し出した。死に瀕した患者さんに「最後に家族に会いたい」と頼まれ、やっと居場所を探し出して連絡したが、返ってきた返事は「お骨にしたら知らせてください。引き取りには参ります」というものだった。家族を待っている患者さんには絶対言えない。その人は「遅い。お前たち、本当に連絡したのか」と怒り、亡くなっていったという。どこにぶつけてよいかわからないで立ちすくんだ場面を語り出し、皆、泣いた。

らい療養所の看護者は、初期の頃こそ宗教的な実践を志した人たちがリーダーであったが、彼らと共に現場を担ったのは地域の普通の娘たちであった。当時、女性が自立できる仕事は教員か看護者かという時代に、現実的な選択によるものであった。ある人は療養所に生活必需品を運んで出入りしていた方の娘さんで、日常的にらいの患者さんの療養所での暮らしぶりを見聞きしていて、十代で看護学校に進み、療養所で働き続けていた。そのような例は各地にみられる。当時の看護者たちは皆、「なぜここで働くのか」「家族に病気の人がいたの?」とよく聞かれたそうだが、「別に特別なことはないです」と言う。その「当たり前さ」にも私は魅かれた。日常的に触れている人は恐れない、というか、皆が一緒に生きれば、人間は違いを認める寛容さが育つのだとあらためて思った。

患者さんや自分たちがおかれた状況を怒りながら泣きながら語るいっぽうで、彼女たちに悲愴さがないことも心に残った。それはやはり、どんなにつらい状況であっても、療養所にはほんとうに様々なひとが暮らしていて、それぞれが自らの命をつないで、共に生きていたからではないかと思う。

「らい患者」あるいは「看護者」というひと括りにされた存在ではなく、あくまで「一人ひとり」なのである。ずっと同じ場所に一緒にいるわけだから、それぞれの姿がはっきりと見える。一人ひとりの違いが見えた時、ひとは外から押しつけられた価値で見ることはしない。ましてや、らいにかかった人たちは、一度は絶望の淵に立たされ、そこから立ち直って自分らしい人生をつくってゆくという苦しみをそれぞれ担っているわけだから、その過程でその人らしさが浮き彫りになってくる。ふだんの生活では会うことのできない、素晴らしい人も数多くいる。彼らの姿に、まわりにいる者は自分が気づいていなかった感情を引き出されたり、感動を呼び起こされたりするからではないだろうか。

私はこれまで、現場を離れず表現者になりえた、女性の先達に触発されてきた。彼女たちから見えてくるのは、「時代の精神に抗わなければ自分らしく生きられない」という荷を背負った者の強みである。私には、らい療養所の看護者たちもそうであった。それも彼女たちに魅かれた理由のひとつである。

らい療養所での看護者たちの語りの記録は、患者自治会の目を通してもらったうえで「看護事例集」となり、全国のらい療養所や看護学校で用いられた。神谷さんも手にとられ、励ましを寄せてくださった。そののち、私が通い続けていた療養所の看護者たちと、『らい看護から』（河野和子共編、日本看護協会出版会、一九八〇年）を刊行した。神谷さんはこの本の出版を楽しみにしてくださっていたが、お目にかけることができなかったのが残念である。

らい療養所の看護者たちとの語らいは、人間とはかくも社会的な存在かと身にしみて感じさせるものだった。病むことが即社会から隔離されることになってはならない、病む人が普通に暮らせる社会でなくてはならないと思った。近代医学は社会から病を取り出して、病院という機能的な場所に閉じ込め、感染症には一定の効果があったかもしれないが、ひとが病を得たことでもたらされる苦悩に目を向けてこなかった。短期的な入院であれば患者も家族も耐えられるけれども、長期にわたって、病むなかで自分の一生をつくってゆかなければならないとき、その荷を当事者にだけ背負わせてきた歴史がある。精神医療もまた、同じ構造を成してゆく危険性をはらんでいる。私はそれをらい者の苦悩の歴史が生みだした叡智と重ね合わせながら、病んでも、老いても、障害を持っても、生き抜いてゆくことのできる歩みを共に進めてゆきたい。

日本のらいの場合は、国の近代化の過程で隔離政策が進められた。国を富ませ兵力を増強することが最も重視され、個人の身体が国家のものとされてゆく時代であり、人間を選り分けることが多くの人に当然のこととして見過ごされたのだろう。それぞれの看護者が、ごく人間的な当たり前の動機で療養所に働きに入っていったわけだが、どんなに誠実で献身的であっても閉ざす側にあったことに変わりはない。激しい攻撃にさらされた看護者たちの葛藤やジレンマを通して痛切に思ったのは、「閉ざすと間違う」ということ、そしていわゆるヒューマンな気持ちも歴史の洗礼を受けるということだ。

私は精神医療の現場で、病院はあくまで一時的な対応の場と位置づけ、当事者が病との折り合いをつけながら、一人の生活者として自分らしく生きてゆける条件と環境を整えてゆく、そのための多様な支援の場と当事者が主体的に使える開かれた支援の仕組みをつくりだそうとしてきた。しかし、それもやがては歴史の中で再検証されてゆくだろう。自分の立ち位置をたえずたしかめながら、とにかく一つひとつのことを丁寧にやってゆくしかないと思う。

看護者も時代精神を背負うひとつの社会的な存在であり、時に批判や非難にさらされることもやむをえない。しかしそれは個人に向けられたものというより、時代や社会全体に向けられたもので、それを担う使命を自覚的に捉えられれば、自分の成長に生かせる局面になりうる。異物を異物ではないように包みこめる日常性を豊かにすること、人がかかわることで、病むことに伴う否定的な体験さえも積極的な体験に変容させうることと併せ、これもケアの担い手に与えられている、かけがえのないものだと思う。

神谷さんがらい療養所での経験をもとに『生きがいについて』をはじめとする本を書かれたのは、らいの人びとから受け取ったもの、与えられたものを普遍化したいという思いと覚悟があったからではないだろうか。らい療養所に限らず、物事はひとつの側面だけから捉えて語ることはできない。神谷さんにしても表現しきれたのは、実際に見たこと、経験されたことの氷山の一角だったろう。当事者でしか表現しえないものが多く、それぞれの人がそれぞれの立場で語り継いでいかなくてはならないと思う。国の隔離政策を担いつづけてきたらい療養所への批判、療養所の歴史が背負ってきたものから目をそらしてはならないが、一方であの場に加わることを許された者が、そこで受け取ったものを同時代に生きる者の責任において、伝え、引き継いでゆかなければならないという思いは、私のなかに常にある。

神谷さんは「らい園こそ人間の生きがい一般について示唆することの多い環境」と『生きがいについて』に書かれた。病む人からすると「自分にとってのっぴきならない場所を生きがいを見いだす手段にしてほしくない」と思われるかもしれないと、心配になるような表現である。しかし神谷さんはそれをも含めて、透徹した目でお書きになったのだと思う。それは、何者でもない一人の人間として、何の衒いもなく、病む人の前に在り続けられたからではないだろうか。

お会いした日、最も印象的だった話がある。長島に行く朝は夜の明けないうちに起きて、駅までの暗い道を歩いてゆく時、身が清められるような思いがする、とおっしゃっていたことだ。自分を取り戻していくような、自分が生きていることを実感できるような、自分がいちばん好きな自分がふつふつとわきあがってくるような、そのような言い方をされた。

神谷さんは、ご自分の身のおき方を繊細な感性で選びとりながら、その場において自分を生かさしめ、そうあるべきようにあった方だったと思う。

本書は、単行本未収録の「対談・病める人と病まぬ人」（初出は『看護学雑誌』一九七五年四月）をのぞき、『旅の手帖より　エッセイ集1』（『神谷美恵子著作集5』、一九八一年）、『存在の重み　エッセイ集2』（『神谷美恵子著作集6』、一九八一年）『神谷美恵子　人と仕事』（『神谷美恵子著作集別巻』、一九八三年）、『精神医学研究1・2』（『神谷美恵子著作集7・8』、一九八一年、八二年、以上みすず書房）を底本としています。

本書では、現在はハンセン病とされる「癩」「らい」を執筆当時のままとしています。その他の病名等についても現在では不適切とされるものが含まれていますが、差別を助長する意図で使用していないことに鑑み、当時のままとしました。読者各位のご賢察をお願いいたします。

ハンセン病は、らい菌によってもたらされる、感染力の非常に弱い慢性の感染症です。有効な治療薬のなかった時代には、皮膚や末梢神経がおかされることによる後遺症を引き起こすことがありましたが、現在は薬で完治し、早期治療によって後遺症は残りません。

二〇一三年五月現在、国内十四のハンセン病療養所（国立十三、私立一）では約二〇〇〇人が暮らしています。そのほとんどの方はハンセン病は治癒していますが、発病初期に有効な治療を受けられなかったことによる後遺症、高齢化等のため、療養所での生活を送っています。

（編集部）

本書は、二〇一三年八月にシリーズ「始まりの本」の一冊として小社より刊行された『ケアへのまなざし』を、単行本（新装版）として刊行するものです。

著者略歴

（かみや・みえこ　1914-1979）

1935年津田英学塾卒業．1938年渡米，翌年からコロンビア大学医学進学コースで学ぶ．1941年東京女子医学専門学校（現・東京女子医科大学）編入学．1943年夏，長島愛生園で診療実習等を行う．1944年東京女子医専卒業，東京大学精神科医局入局．1952年大阪大学医学部神経科入局．1957-72年長島愛生園精神科勤務（1965-67年精神科医長）．1960-64年神戸女学院大学教授．1963-76年津田塾大学教授．医学博士．1979年10月22日没．著書『生きがいについて』（1966，みすず書房）『人間をみつめて』（1971，朝日新聞社）『こころの旅』（1974，日本評論社）『遍歴』（1980，みすず書房）『本，そして人』（2005，以上は「神谷美恵子コレクション（全五巻）」〈2004-05，みすず書房〉所収）「神谷美恵子著作集（全10巻，補巻1，別巻2）」（1980-84，みすず書房）『うつわの歌』（1989，みすず書房），訳書　マルクス・アウレリウス『自省録』（1949，創元社，1956，岩波文庫）ジルボーグ『医学的心理学史』（1958）ミッシェル・フーコー『臨床医学の誕生』（1969）『精神疾患と心理学』（1970）ヴァージニア・ウルフ『ある作家の日記』（1976，以上みすず書房）他多数．

外口玉子〈とぐち・たまこ〉1937年千葉県生まれ．1960年東京大学医学部衛生看護学科卒業後，保健所保健師，病院看護師長，東京大学医学部保健学科助手，ボストン大学大学院留学を経て，1973年東京都精神医学総合研究所主任研究員．1986年「地域ケア福祉センター」を有志で立ちあげ，1989年，精神障害者の社会参加と地域での生活を支援する「社会福祉法人かがやき会」を設立．その間，大学教員，衆議院議員を務める．かがやき会理事長・地域ケア福祉研究所所長．保健学博士．著書『人と場をつなぐケア』（1988，医学書院），共著『精神科看護の展開』（1967，医学書院）『問われ，問いつづける看護』（1977，星和書店）『“困りごと”からケアは始まる』（2008，ゆう書房），共編著『らい看護から』（1980，日本看護協会出版会）他多数．

神谷美恵子
ケアへのまなざし

2013 年 8 月 23 日　初　版第 1 刷発行
2019 年 7 月 9 日　新装版第 1 刷発行
2021 年 5 月 31 日　新装版第 2 刷発行

発行所 株式会社 みすず書房
〒113-0033 東京都文京区本郷 2 丁目 20-7
電話 03-3814-0131(営業) 03-3815-9181(編集)
www.msz.co.jp

本文組版 キャップス
本文印刷所 精興社
扉・表紙・カバー印刷所 リヒトプランニング
製本所 松岳社

Printed in Japan
ISBN 978-4-622-08838-7
[ケアへのまなざし]